U0273632

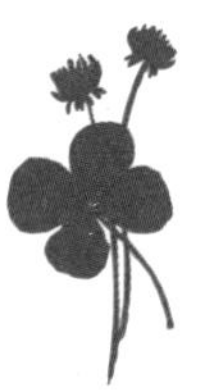

诗经如画　本草如歌

——遇见最美的本草

2

楚林——著

中国中医药出版社
·北京·

图书在版编目（CIP）数据

诗经如画　本草如歌：遇见最美的本草 . 2 / 楚林著 . —北京：中国中医药出版社，2020.7
ISBN 978－7－5132－5833－3

Ⅰ . ①诗…　Ⅱ . ①楚…　Ⅲ . ①中药学—普及读物
Ⅳ . ① R28-49

中国版本图书馆 CIP 数据核字（2019）第 243585 号

中国中医药出版社出版
北京经济技术开发区科创十三街 31 号院二区 8 号楼
邮政编码　100176
传真　010-64405750
山东临沂新华印刷物流集团有限责任公司印刷
各地新华书店经销

开本 880×1230　1/32　印张 7.25　字数 194 千字
2020 年 7 月第 1 版　2020 年 7 月第 1 次印刷
书号　ISBN 978－7－5132－5833－3

定价　58.00 元
网址　www.cptcm.com

社长热线　010-64405720
购书热线　010-89535836
维权打假　010-64405753

微信服务号　zgzyycbs
微商城网址　https://kdt.im/LIdUGr
官方微博　http://e.weibo.com/cptcm
天猫旗舰店网址　https://zgzyycbs.tmall.com

如有印装质量问题请与本社出版部联系（010-64405510）

序

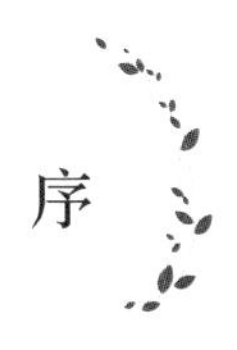

本草最美是精神

读楚林的本草，是在一段特殊的日子。新春佳节，原本应该是快乐和喜庆的，但是新冠肺炎像恶魔一样突然来袭，把祥和的气氛荡涤一空。经过短暂几天的慌乱，人们开始镇定下来。为了封杀病毒，阻止它的传播，切断它蔓延的渠道，人们都自觉地待在家里，和病毒展开了一场韧性的对峙。闭门的日子，无奈、空虚、寂寞，甚至有几分恐惧。幸有楚林的“最美的本草”，它就像一位知心朋友，从遥远的《诗经》款款走来，带着古老的气息，带着传统的韵味，带着经典的诗意，每天陪伴着我。慢慢地，一种强大的力量在我的体内生长。这种力量，就是中华文化，中华传统，中华精神。

说到本草，人们脑子里的第一幅画面，就是丸、散、汤、膏、丹。楚林的《诗经如画 本草如歌——遇见最美的本草 2》，却如一缕诗意的风，把本草精灵从丸、散、汤、膏、丹里呼唤出来，化为一个个鲜活的生命，演绎出一个个有趣、有味、有情、有义的故事。

楚林是一名医者，却爱读《诗经》，所以读出了跟他人不一样的感受。她说自己走进《诗经》，“就像走进了神农百草园”，“到处都是植物。采食以果腹，伐薪以生火，刈麻以成衣，煮草以为药，吟之以传情”。“古人用最原始的方法让植物的宽厚、仁慈、坚韧和爱，滴水穿石般慢慢渗透进华夏儿女的骨子里。”医者楚林用带着本草芬芳的文字，把《诗经》里的美好慢慢地传递给我们。

在楚林笔下，本草都是一个个和我们一样的生命，有体温、有脉搏、有呼吸、有情感，如同亲人和朋友，鲜活而又真实。浑身长刺却又功德无量的苍耳子，像极了疾恶如仇的苏东坡；直到干枯还要作最后开放的桃花，分明就是八十岁的“我”奶奶；为穷人生长的芦苇无异于那些饱读诗书，爱着长衫的乡野隐士……《诗经如画 本草如歌——遇见最美的本草 2》中的三十味本草，“和人一样，各有各的味道，各有各的个性，各有各的气质”，它们有自己的人生，有自己的梦想，也有自己的爱恨情仇。

楚林祖辈都和本草打交道，她对本草的情感，自是深入骨子里的。在她的眼里心里，本草和人，就跟庄子梦蝶一样，分不清哪是蝴蝶，哪是自己。文字在她笔下涓涓流淌的时候，流着流着，二者就合二为一，化成了同一朵花，同一道清流。“芦苇秆的火性温顺，最适合文火煨药。苇根入水后也是软软地，收了性子”；“桃仁被捣碎，在罐中乱跳，欢喜得像个孩子”；“只有薏苡仁的心是定的，甘淡微寒，坐在罐底，和苇根相望，镇守着这一片小小的江湖”；“酸枣仁是那两个最调皮的小子，在学着做事，养血补肝、宁心安神”；木瓜适合清供在书案上，“日子久了，这木瓜得了人气和文气氤氲浸润，有了风骨，便似君子遇红袖，气息相通，须臾也不愿离开”。楚林的描写，倾注了深深的爱，绵绵的情，更有对本草的了解、理解和知心。

人都渴望自由，向往本真。楚林喜欢本草，喜欢的就是本草那种自由本真的生活状态。蓼草在田边地头，它们想啥时候开花就啥时候开花，想开白花开白花，想开红花开红花，红花可以写诗，白花可以画画，自由自在，像神仙一样悠闲。益母草自给自足，它不择地域，不要修剪，不要施肥，不会生病，不仰人鼻息，也不怕践踏。只要有泥土、阳光、空气、风和雨水，就足够它长出干净的小叶子、淡紫色的小花朵和充沛的精力。楚林更敬重本草的正气和担当。“荇菜所居，清水缭绕；污秽之地，荇菜无痕。”正因为它有如此风骨，所以可以驱逐人体的歪风邪气。益母草又叫坤草。坤是大地，也是母亲，坤厚载物，德合无疆。所以她至柔而愈刚，至静而德方。本草不像人类，非要划出三六九等，分出贵贱尊卑。本草们“君臣佐使，可上可下，能左能右，哪里需要就在哪里，该做什么就做什么，安身立命，乐在其中”。楚林用她那支饱含深情的笔，写下了一个个优美的故事，她用这些故事，述说了本草的平凡和不凡，渺小和伟岸，寻常和不寻常。

楚林把这本书取名为《诗经如画 本草如歌》，这其实也是她的写作追求。楚林说：“古人含蓄，不说爱，不说恨，也不说想念和忧伤，只是一个劲地说植物。采葛、采薇、采杞、采蓝、采萧、采艾……这采的早已不是植物，是四气五味，是七情六欲，是人生况味。”楚林承继了古人之风，她不说诗，不说画，文字中却是满满的诗情画意。

“菊科的苍耳叶是有毒的，不能吃，只适合想念。苍耳花呢，是淡蓝色的。很小很小，小得几乎看不见。然而，看不见的，也有春天。”

“(宁夏枸杞）闻着有清香。忍不住拿起一粒放进嘴里，慢慢地咀嚼，果然口感纯正，入口甘甜，只是细品之后有淡淡的清苦，仿佛在吟一首喜忧参半的小诗。”

人们常说，好的诗，诗中有画；好的画，画中有诗。楚林的《诗经如画 本草如歌——遇见最美的本草 2》，是一本洋溢着诗情画意的书。然而，楚林的追求远不止此，她有更高的追求，她要写出本草的魂魄，本草的精神。

在中国文化中，本草和汉字、书法、京剧一样，同属中华民族的国粹，最能体现华夏儿女的文化和精神。本草和中华民族同根同源，血脉相通，骨肉相连，有着同样的美德和风骨。本草最知人间冷暖，最懂人世所需。楚林有位朋友，先是患病，后被单位辞退，最后被爱人抛弃，就在她感觉人生已经到了悬崖边上，只等纵身一跃的时刻，放学回家的孩子随手在瓶子里插了一朵正在凋零的荷花，她突然间就安静了下来。就是那朵荷在瞬间点燃了身体深处那盏幽微的灯，让她活了下来。更让人不可思议的是，在抗击新冠肺炎的战斗中，一味味本草宛如凌空而降的天使，个个身怀绝技，在最关键的时刻也发挥了神奇的作用，挽救了许多人的生命。

这些本草，怕都是从《诗经》里走出来的吧。如楚林所说：“诗经是天上的花朵，本草是地上的花朵，它们都是人世间的药。”这些“最美的本草”和优秀的中华儿女一样，正在用生命之光，书写着人类的历史，也书写着《诗经》新的最美的篇章。

凡夫

2020 年 3 月

目录

第一辑　云朵之上的云朵

第二辑　步步生莲

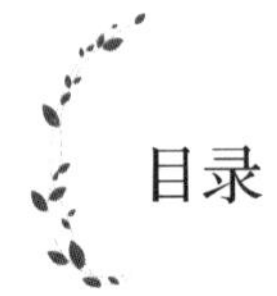

目录

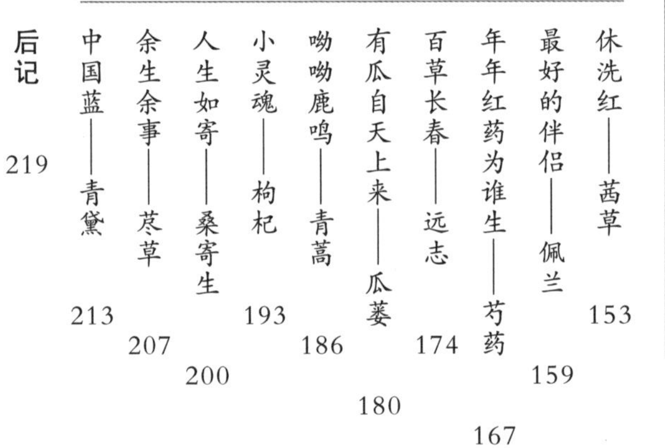

第一辑

云朵之上的云朵

给奶奶点眼的时候，我看见白色的小水滴落在眼角的薄翳上，云雾一般，有种朦胧的美，真让人怀疑它能不能化掉那两片云翳。不承想过了一段时间，那片云翳竟然奇迹般地消失了。我想，这当是一朵云唤走了另一朵云吧，还明净以明净，还清澈以清澈，是云朵之上的云朵。

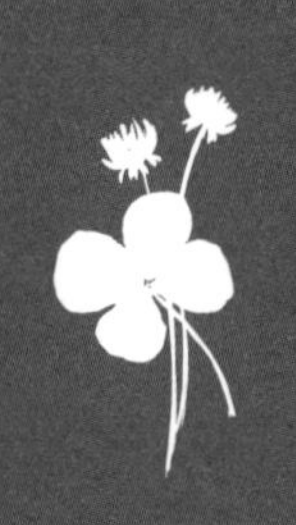

云朵之上的云朵

荇菜

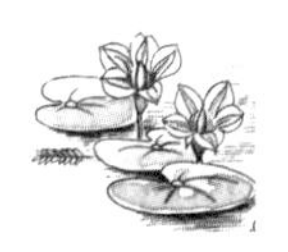

参差荇菜，左右流之。
窈窕淑女，寤寐求之。

水荇菜长短不齐，采荇菜左右东西。好姑娘苗苗条条，追求她直到梦里。这是余冠英版《诗经》的翻译，简洁朴素，有韵味。

打开《诗经》，开卷便是阳光、沙洲、河流、水草、君子、淑女……这是两千六百年前青年男女恋爱时的动人画面，也是一首人与自然应节合拍，幽微互动的天籁之歌。这是柔软的毛笔在宣纸上画出的水墨画，清澈、节制、融通，有烟火气又有烟霞气。画名“思无邪”，画家“无名氏”。

可以确定的是这画面来自周南。周南是周武王的弟弟周公统治的区域，包括洛阳以南，直到长江汉水一带，具体位置为今河南西南部及湖北西北部。我的家乡襄阳正好处于这一地域，且历来被视为周公的教化之地。也就是说，“关关雎鸠，在河之洲。窈窕淑女，

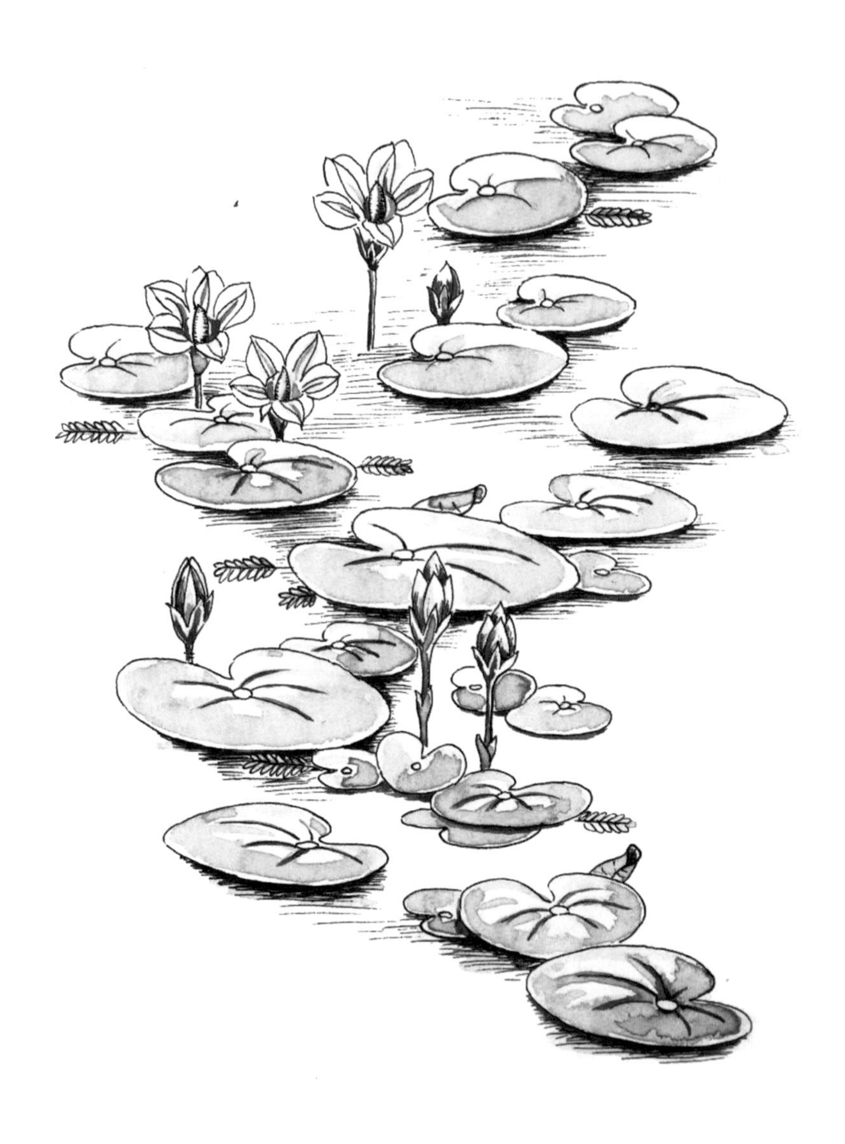

君子好逑”等诗句中的风物人事，就发生在我的故乡。

风从远古吹来，这让我看《诗经》时如见故知，可亲可近，收获许多“画外音”。

看《关雎》时我就想起了一个人。准确地说是一张肖像素描，黑白色，纸张泛黄，镶在玻璃框里，从记事起就挂在我家厅堂。画面很简单，几根线条勾勒出了一个着长衫的青年男子，二八分的黑发，鼻梁坚挺，薄薄的嘴唇，尖尖的下巴，眉目素淡，眼睛略小，头微微地偏着，透着安静、儒雅、疏离，还有一点点执拗。这是我的太爷爷，我从来没有谋过面的太爷爷大元先生。

画师是民间画师，早已下落不明，只知道是太爷爷的一个病人。据说，该画师患有“鬼剃头”，脱发非常严重，四处求医无效，三十多岁没娶上老婆。后经大元先生治愈，很快成家立业。画师在得知大元先生逝世后连夜赶到，特意绘制了这幅素描为先生送行。

六七岁时我曾搬两条小板凳垫在一起，爬上去用小手指着这幅画对奶奶说：“漂亮哥哥。”

奶奶赶紧抱住我：“小祖宗，这可不是哥哥，这是你老老太，太爷爷。”

“漂亮太爷爷。”我说。

“不是漂亮，是花哨是浪。你可不能学他。”奶奶说。

太爷爷在我们家族是一个传奇。他从小就与众不同。中医世家的娃娃只要会说话就开始背诵汤头歌赋。太爷爷也背，但是好好的一首汤头歌到他那儿却变了曲调。譬如伤科名方七厘散，歌诀是：“七厘散是伤科方，血竭红花冰麝香，乳没儿茶朱砂研，酒调内服外用良。”这歌到了太爷爷嘴里成了一句话：“冰雪煮茶花，药有二份香。”还振振有词：“冰是冰片，雪是血竭，煮是朱砂，茶是儿茶，花是红花，药是没药，二份香是乳香和麝香。一个都没少。”

别说，这样一改，倒真记得快。

太爷爷爱水。江边长大的孩子都是“浪里白条”，太爷爷也不例外。三千里汉江，精要在襄阳。东连吴会，西通巴蜀，南船北马，七省通衢。汉水穿襄阳城而过，把襄阳城分为襄城和樊城。在古代，沿江两岸码头多，有人码头、官码头、商码头等几十个。樊城江岸上了码头就是最繁华的商业区，俗称九街十八巷。街道一水儿青石板铺成，酱园、绸缎庄、银楼、药店、盐行等鳞次栉比，货物琳琅满目。家里缺什么就去九街十八巷购买，让谁去呢？当然是太爷爷。为什么？因为太爷爷跑得快。他不骑马不坐轿不坐车也不乘船，衣服脱个精光顶在头上，跳进河里，两个猛子一扎，货就顶了回来。

汉江太小了。有一年，太爷爷竟然偷偷爬上了一条轮渡，到了长江，又到了大上海。据说凡是中国轮船能到达的水域他全部抵达。出门在外的大元先生从不为生计担忧，因为他有绝活：针灸。太爷爷的一根银针出神入化，不管是头疼、牙疼、肚子疼，还是偏瘫神经疼，针到痛止。最绝的是，他还会针灸麻醉，用在切脓疮、痔疮这些小手术上，立竿见影。

一年多后，太爷爷在一个大雨淋漓的夜晚突然归来，除了带回胭脂、水粉、洋布、洋火、后背分衩的西装等稀奇古怪的玩意儿外，还带回来一个人，一位小巧秀气的江南美女。这位女子便是我的太奶奶水荷。太奶奶是江苏人，口音绵柔，有一头漂亮长发，全部放下来齐脚踝还绕上半圈。

老太祖大发雷霆："这样的女人是画儿上的，肩不能挑，手不能提，怎么能娶了当老婆！"

可是父亲哪能拗过儿子。看着这个瘦弱的女子身体日渐笨重，老太祖终于让步。

很快，汉江边一幢小小的吊脚楼拔地而起。新房有檩有廊，有阁楼，远看像艘船，像一艘泊在那里随时可能启航远行的轮船，非常漂亮。这当然全是太爷爷的主意。这样的房子在江边尚属首例，甚至在襄阳的历史上也绝无仅有。这次建房开销很大，不仅花光了老太祖的积蓄，还借了不少外债。

小楼挂匾"大元药铺"。太爷爷和太奶奶成了江边一对神仙眷侣。有很多人曾亲眼看见我太爷爷给太奶奶洗发。太爷爷坐在船头，太奶奶头部后仰，长发像荇蔓一样飘在水中，随波浪起伏，太爷爷上下左右揉搓捻转，一套动作如针灸按摩手法，娴熟自如，流畅贯通。浴发后的太奶奶如女神般端坐在二楼长廊，任长发自栏杆外从天而降，迎风飘荡。这景致常常惹得汉江上来来往往的游船停下围观。因为给太奶奶洗发，太爷爷就有了外号“浪先生”。

汉有游女，不可求思。据说，我那长头发的太奶奶成了许多人眼中和梦中的汉江女神。

太爷爷和太奶奶志趣相投，他们在江边浅滩种了诸多荇菜、菖蒲、茭白、菱角等水生植物。美其名曰：清虚妙物园。其中以荇菜为多，因为太奶奶爱吃。荇菜可凉拌可煮粥，别有风味。据说荇菜和太奶奶有过命的交情。太奶奶出生时中了胎毒，发高烧，浑身长满脓疱疮，几天几夜不吃不喝，生命危在旦夕。后经一位化缘道士指点，用荇菜熬水，边喝边洗，最后度过一劫。太奶奶取名水荷，就是因为荇菜在江南称为水荷叶。

荇菜清热解毒倒是真的。汉江边上长大的孩子都知道，若是长了疖痈或者被蚊虫叮咬，皮肤红肿热痛，去江边扯几条荇菜，揉烂敷上，多涂几次，红肿就会消失。后来，可能是受到太奶奶影响，太爷爷开始重用荇菜，他特意在配制膏药时加些荇菜做实验。荇菜加鬼针草、蜈蚣等熬成毒蛇咬伤贴；荇菜加金银花、栀子等熬成脓疮疖痈贴；荇菜加川草乌、细辛等熬成风湿骨疼贴……没想到，这些膏药效果竟出奇的好。

荇菜所居，清水缭绕；污秽之地，荇菜无痕。也许，那些清澈的，有风致的荇菜，正好可以驱逐人体的歪风邪气。

自那以后，针灸一绝的太爷爷又多了一个绝活——狗皮膏药。汉水边曾一度传唱“王叔和的脉诀，元麻子的膏贴”，这元麻子指的就是我会针灸麻醉的太爷爷。

大元药铺渐渐成了汉江边一座标志性建筑，随后三五年的光景，以此为中心建了一溜排房屋，形成街道，和九街十八巷遥遥相望，名为龙街。这一段江水特别清，叫“龙坑”，传说当年龙王爷路过时用尾巴扫过。龙街最繁华时汇聚大几十商户，主要为铁匠铺、葫芦铺、压花铺、木匠铺、油条胡辣汤等专为来往船只服务的铺面。

别看大元药铺很热闹，人气儿旺，但并不怎么赚钱。穷苦人家太爷爷从不收费。高热发烧的，他大手一挥，指着江滩，挖三棵芦苇根，洗净熬水喝；浑身发痒出风水疙瘩的，他又是大手一挥，指着江滩，半斤浮萍煮上，边喝边洗；牙痛尿急的，他还是大手一挥，指着江滩，竹叶一把、荇菜三把；产妇奶水不通的，他依然是大手一挥，打三斤青背鲫鱼，加一把通草三把无花果……

老太祖把牙根咬得嘎巴响：“这个浪子，把一条街都教成了先生，让他喝西北风去。”

那个年代，汉江浩荡，龙坑的风大，堤长，鱼多，水草多，船只多，人多，就是先生不多。

可惜，龙街的历史很短，短得像一节音符，像一幅画面，像一声轻叹。

襄阳县志上这样记载：民国二十四年，倾盆大雨连下数日，汉水暴涨。沿江一百多里，汪洋浩荡，灾情之惨，亘古未有。全县受灾面积 2501 平方公里，受灾人口 421080 人，淹死 22419 人，淹坏庄稼 750300 亩，冲倒房屋 50052 间，淹死牲畜 56000 头。

我的太奶奶没能逃出这场劫难。三个月后，太爷爷也因伤心过度尾随而去。一艘叫作大元药铺的大船从此沉没，一段叫作龙街的历史也戛然而止。

太爷爷下葬那天，方圆几百里突然涌来了无数男女老少为他送行，认识的，不认识的，人群像流水一样，黑压压地站满了河堤。有一群一群的飞鸟儿不停地在上空盘旋鸣叫，大风吹得江水、草木、篷船和房屋簌簌作响。

我曾经无数次地试图去寻找和拜谒那条消逝的河街，却再也无法找到任何痕迹。如今，汉水两岸行人很少，来往的船只也是星星点点，毫无往日水路航运的繁华景象。河堤是光滑的青石板，没有一株树木。河床瘦了，水流慢了，河堤宽了，水草少了，鸟儿也少了。对比外面的热闹和喧嚣，这条流淌在秦岭南麓的大江，这条南北文化的结合带，这条给予我血脉和生命的大江大河，似乎变得越来越寂静。

然而，这样的寂静也是美的。

前些年，奶奶还没走时，因为多年阳光风沙的刺激，两只眼睛生了眼翳。眼翳又叫翼状胬肉，像知了的翅膀，也像两片薄薄的云朵，落在两个内眼角，严重时会一直伸展到眼球，影响视力。治翳子要用荇菜。

因为环境问题，荇菜如今已很少见。我沿江边走了好几里，才在汉江二桥桥墩下的湿地公园找到一小片荇菜。湿地公园是汉江边难得的一块绿洲，被政府改造成公园，种了水杉、芦苇、芒草、茭菰等植物。荇菜并不是很多，我不敢多采，只扯了两把。提着两把湿漉漉的荇菜，像是提着清幽和宁静。走着走着我突然想起了《诗经》，《诗经》里的女子采荇是做什么呢？我想，她一定和我一样，是采来做药的吧。做一味中药，做一株本草，才最契合荇的清澈和宁静。回家后风干，然后轻轻地捣烂，配川楝子、蓝矾和石决明末，以洁净的清水浸两宿，最后去渣、安静、沉淀。

给奶奶点眼的时候，我看见白色的小水滴落在眼角的薄翳上，云雾一般，有种朦胧的美，真让人怀疑它能不能化掉那两片云翳。不承想过了一段时间，那片云翳竟然奇迹般地消失了。我想，这当是一朵云唤走了另一朵云吧，还明净以明净，还清澈以清澈，是云朵之上的云朵。

奶奶闭着眼睛轻轻地说："这个方子，也是你那个'浪爷爷'传下来的。"

我起身，抬头看了看墙上的素描，忽然发现我的太爷爷很像一个人，如果再给他配上一副眼镜，简直活脱脱就是。那个人就是徐志摩，他俩太像了，一样的清瘦，一样的善良，一样的倔强，一样的浪漫，一样的英年早逝。那一年，流浪在国外的徐志摩说：软泥上的青荇，油油的在水底招摇；在康河的柔波里，我甘心做一条水草。

我的太爷爷，那个叫作大元的先生，早已化做汉江里的一株水草了吧。

“参差荇菜，左右流之。窈窕淑女，寤寐求之。”见于《诗经·周南·关雎》。

旧家风

葛

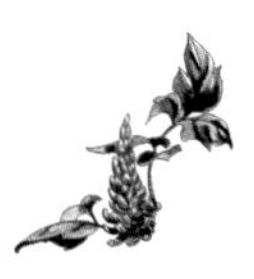

葛之覃兮，施于中谷，维叶萋萋。
黄鸟于飞，集于灌木，其鸣喈喈。

长长的葛藤，山沟沟里延伸，叶儿密密层层。黄雀飞飞成群，聚集在灌木林，叽叽呱呱不停。

这是《诗经》画卷的第二幅，描写的是女子要回娘家时的喜悦心情。这是风一样的青藤在山野里进行大合唱。粗的、细的、长的、短的、强的、弱的，各个声部盘旋缠绕，逶迤绵延。画风是绿色的，从淡绿、浅绿、碧绿到墨绿，全是带着生命的绿。学画的都知道藤最难画，貌似柔弱却有筋骨，密易乱，疏易漫，速易滑，缓易滞。藤不像别的花草树木，有形态有章法。藤是流动的，藤柔软、依附，却又坚韧、攀缘，它没有定数，千变万化，刚柔相济。

在《诗经》里，葛至少被吟唱了七次以上。

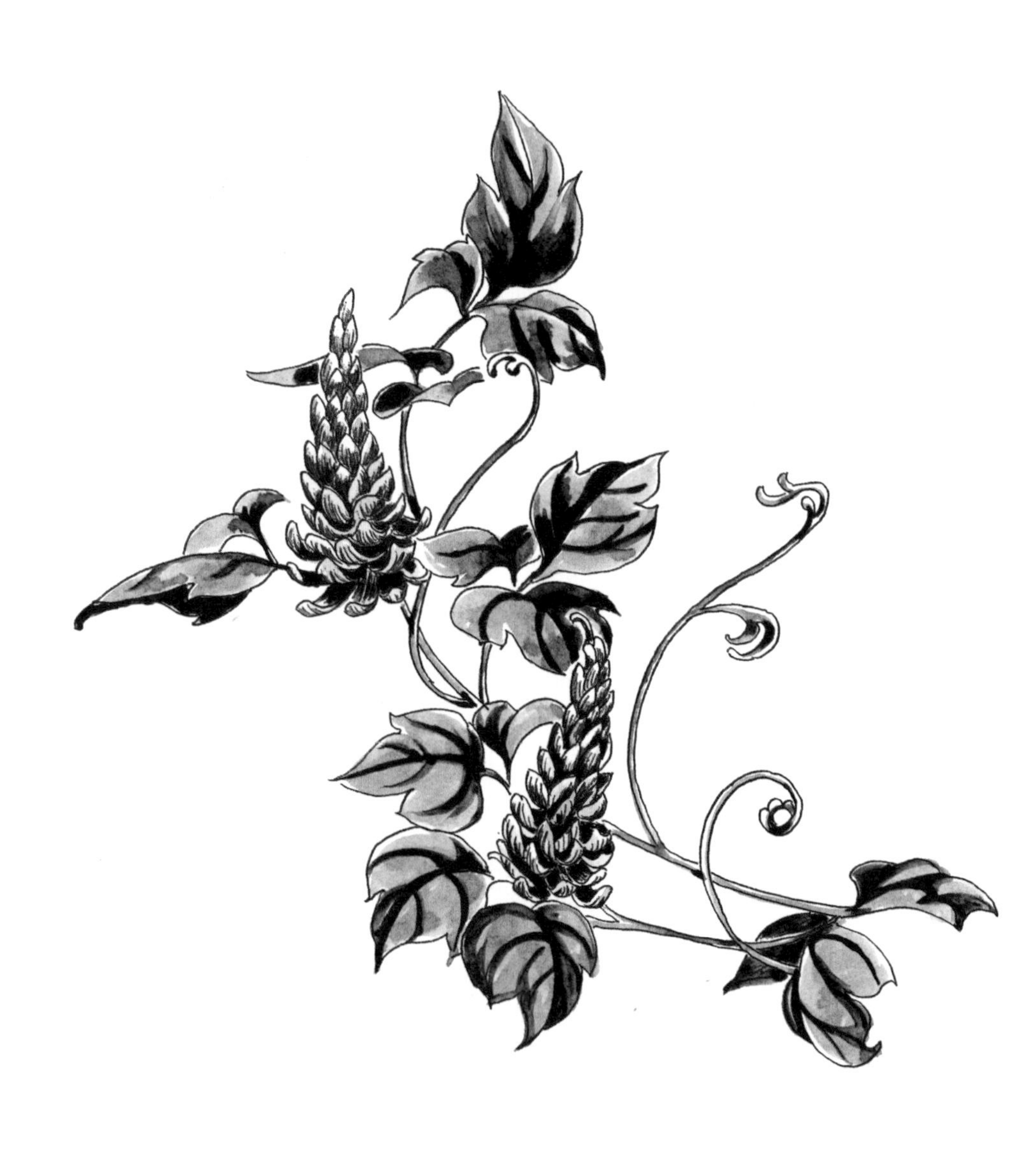

“彼采葛兮，一日不见，如三月兮！”这是内心洁白，清纯如水的少女在歌唱。

“葛之覃兮，施于中谷，维叶莫莫。是刈是濩，为絺为绤，服之无斁。”精细的葛布叫“絺”，粗糙的葛布叫“绤”。新娘子在割剥蒸煮，她要用细细的葛丝织成外套披在爱人的肩上。与君新为婚，瓜葛相结连。这是新娘子的第一首歌，是给婆婆的见面礼。当然，这也勾起了她对娘家的第一次想念。

“葛屦五两，冠緌双止”；“纠纠葛屦，可以履霜”；“旄丘之葛兮，何诞之节兮”。生活的磨难、忧伤和困顿终于在岁月的风霜中一寸一寸地暴露。这是鲜血淋漓的伤口，是孤独的诉说，是病痛的呻吟，是愤懑的宣泄，也是对人生的拷问。这是女子的命运交响曲。

“葛生蒙楚，蔹蔓于野。予美亡此，谁与？独处？”葛藤生长覆荆树，蔹草蔓延在野土。我深爱的你埋葬在这里，独自将与谁共处？每次看到这里，我就忍不住掩面而泣。秋天到了，树叶落下，爱情也在消逝……这是大地的忧伤，这是一首黑色的星期天。

……

关于葛，一定还有更多的吟唱，是埋在先人的心里，不想让我们听见。

古书上说，在周朝还设有专门“掌葛”的官员，负责管理葛的种植、生产和纺织。春秋末期，越王勾践战败后，就曾将十万匹葛布送给吴王夫差。后来，葛布逐渐被棉花、苎麻、桑蚕丝以及动物的皮毛等代替，种植也慢慢减少直到停止。但葛并没有退出历史的舞台，不过是躲在庄稼地以外的，更隐蔽更荒凉的地方繁衍生息。

上世纪六十年代自然灾害，因为饥荒，在我的家乡爆发过一场因为葛引起的战争。那时，为了填饱肚子，人们开始吃野菜、猪草、树皮、草根、老鼠、蛇……凡是能入口的，都不放过。有人吃观音土，全身浮肿，腹大如鼓，被活活憋死。到处人心惶惶。最后，饥饿的人们终于想起了荆山深处的葛，崇山峻岭里那些生命力极其顽强的葛。葛在地面是柔软而细弱的藤，在地下是根，是粗壮硬朗的根。一根葛藤下可扒出十到几十条葛根，小的如拇指，只有几两重，大的如腰身，可达几十斤。这些“葛胞胎”如红薯一样可生吃可入菜，还能磨成葛粉煮粥摊饼做馍等，都是天然的美味。这是上天怜悯人类，特意留下的最后一口食粮。

最先想起葛的那个乡亲，像是发现了阿里巴巴的山洞，悄悄地在天亮之前进山，天黑之后才悄悄地扛回一麻袋一麻袋的葛根。进门后便让女人和孩子把门抵得严严实实，一家子躲在屋里静悄悄地剥皮磨粉，悄悄地煮熟，最后再悄悄地塞进喉咙塞进肚子。可是，香味却藏不住。葛粉清新、软濡、香甜、迷人的气息早已顺着门缝溜了出来，先是被邻居嗅到，然后被一个村子嗅到，最后被一个乡的人嗅到。

于是，乡里的男女老少们披挂上阵，组成了一支浩浩荡荡的挖葛大军。走路打晃的乡长上气不接下气地说，你们不能一窝蜂，你们要分散。可是，这样的时候，这样的话，谁还会听呢。人们乱麻似地冲进了寂静的山林。人们开始因为葛根争吵、抢夺和打斗。最严重的一次战争发生在赵庄和李庄之间。还是一窝葛根，引发了两个家族蓄积已久的矛盾。

几年前，赵庄有一个女儿嫁到李庄，为一件小事和婆家妯娌之间发生争吵，而后跳河自尽。赵庄的人去李庄大闹了一场，从此结下疙瘩。那天，有个赵庄人在山里发现一株特大葛根，一个地窝里有几十，且个个上十斤重，像一群胖娃娃。赵庄人连忙做下记号，第二天带人去采挖。赶到时却发现已经被李庄挖走。旧恨加新仇，一场大规模的武斗瞬间爆发。锄头、镰刀、火钳、木棍……两个庄子一百多号人全部加入了战斗，最后的结果是双方几十人受伤，血流遍野，两败俱伤。受伤最严重的是跳河自尽女子留下的那个李姓儿子阿宝。阿宝并没有外伤，但是受到惊吓，大喊大叫，成了疯子。从那以后，他每天疯疯癫癫地从赵庄跑到李庄，又从李庄跑到赵庄。宝儿、宝儿……血腥的空气中，飘荡着一声声撕心裂肺的呼唤，呼唤声来自两位老人，一位是李庄白发苍苍的阿宝祖母，一位是赵庄老态龙钟的阿宝外祖母。

葛救活了两个庄子。然而，这个呆呆傻傻的孩子，却成了两个庄子的隐痛，成了他们再也没有办法愈合的伤口。

今年夏天，应朋友之邀去宜城刘侯参加一个叫作“寻根之旅”的活动。主办方是一家葛根企业，他们在山里种植了几千亩葛，专进行葛粉、葛根酒、葛根片等葛系列保健品和药品的研发制作。活动内容很丰富，有葛产品车间参观、葛园参观、采挖葛根和品尝葛根宴等。

走进山林，我看见碧绿的葛藤漫山遍野，像风一样呼啸着从野地里钻了出来。葛叶层层叠叠，凉幽幽的，手掌一样大小。这叶子可凉拌和素炒，有清气。古人说鹿食九草，第一味便是葛叶。葛花一串串的，是淡淡的蓝紫色，小巧精致。这花解酒最妙。有很多宾客拿着袋子钻进藤蔓，躲在里面专心致志地采摘葛花和葛叶。

我不想采摘，只想和它们多待一会儿。每遇到一株葛，我都会停下脚步，深深地对视。我知道，我们是相通的。在我的脉管里，一定流动有它的血液，它的气息。

一群鸟儿鸣叫着从我的头顶掠过，迷离、空灵、沉静。这鸟鸣，多么熟悉啊。“葛之覃兮，施于中谷，维叶萋萋。黄鸟于飞，集于灌木，其鸣喈喈。”还是几千年前的那一群黄鸟吗？

这鸟鸣还让我想起了一首从小就会背诵的诗歌：“太阳病，项背强几几（shūshū），无汗又恶风，葛根汤主之。”是的，这也是一首诗，是张仲景在《伤寒论》里留下的诗歌。张仲景说，“几几”这两个字来源于小鸟，是形容小鸟刚学飞时羽毛未丰，飞不起来，伸着脑袋叽叽叫的样子，用在这里是特指人患颈椎病时，脖子不能上下左右运转时的疼痛。

谁也不知道，这一首葛根汤救治了多少被颈椎病折磨的躯体和灵魂。所以，我说，这也是葛的诗歌，是葛滋养生命的千古绝唱。

鸟儿飞过，耳边不时有采摘女子的话语声传来。

“刚退休，三高就来了，血压、血脂、血糖全在上飙。”

“过去生活条件差，吃不饱肚子，现在条件好了，不敢吃。”

“还是粗茶淡饭养人。”

“听说这葛根能降三高呢。”

……

我越过她们，走近了葛林深处。忽然很想大声地歌唱：万事几时足，日月自西东。无穷宇宙，人是一粟太仓中。一葛一裘经岁，一钵一瓶终日。老子旧家风。

一葛一裘经岁，一钵一瓶终日。老子旧家风。说得多好啊。这是辛弃疾的《水调歌头》，不常见，但很独特。

附

“葛之覃兮，施于中谷，维叶萋萋。黄鸟于飞，集于灌木，其鸣喈喈。葛之覃兮，施于中谷，维叶莫莫。是刈是濩，为絺为绤，服之无斁。”见于《周南·葛覃》。“旄丘之葛兮，何诞之节兮？”见于《邶风·旄丘》。“彼采葛兮，一日不见，如三月兮。”见于《王风·采葛》。“葛屦五两，冠緌双止。”见于《齐风·南山》。“纠纠葛屦，可以履霜？”见于《魏风·葛屦》和《小雅·大东》。“葛生蒙楚，蔹蔓于野。”见于《唐风·葛生》。以上诗句中的葛均为葛根。

到春天去

苍耳

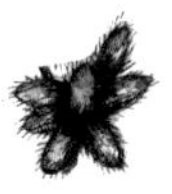

> 采采卷耳，不盈顷筐。
> 嗟我怀人，寘彼周行。

东采西采采卷耳，卷耳不满斜口筐。一心想我出门人，搁下筐儿大路旁。

这首《卷耳》和《葛覃》一样，又是直接以本草植物命名。关于此诗的主旨，史上有两种解读。一是“正统”说法，后妃在为国家选贤进才，替天子分忧。这源于《毛诗注疏》。二是“民歌”说法，指分别后的青年男女彼此思念，互诉衷肠。文前引用的余冠英老师译文就属于此类。文人和老百姓自然是喜欢后一种。我也是如此，但我更爱的还是卷耳。因为在这里，卷耳才是主角，别的都是配角。

在一般关于《卷耳》的注释里，常有以下文字：“卷耳：野菜名，今名苍耳，石竹科一年生草本植物，嫩苗可食，子可入药。”

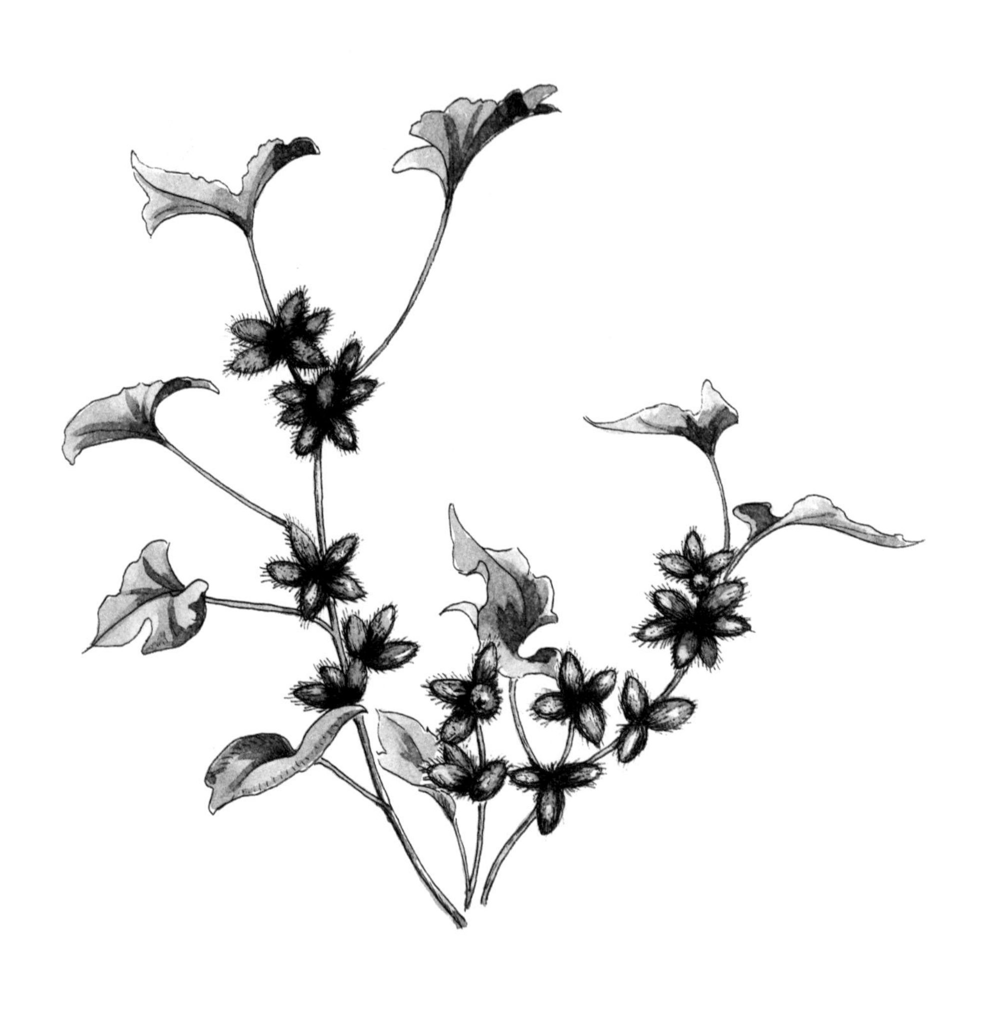

这其实有些误导。因为可以吃的石竹科苍耳很少见，几乎找不到。而我们现在常见的全是菊科苍耳，嫩苗、花朵和果实都有小毒，不能吃。那么，《诗经》所采的卷耳，究竟是哪个呢？我认为，一定是菊科的苍耳。因为诗中女子采集卷耳的用意必定是药用，而非食用。

为什么呢？看看诗的下半部分："我马虺隤""我马玄黄""我马瘏矣""我仆痡矣"，翻译过来分别为：我的马儿腿软了；我的马儿眼花了；我的马儿累倒了；我这个马仆也精疲力竭了。显然，这四句是有深意的。不管这马仆俩是在通向周天子的康庄大道，还是在通往心上人的乡间小路，他们都是病号，都需要药，需要用爱心采摘的本草来解救。

苍耳有这么大的作用吗？看《本草纲目》记载："气味：甘，温，有小毒。主治：风寒头痛，风湿周痹，四肢拘挛痛，恶肉死肌，膝痛。久服益气，耳目聪明，强志轻身。"可见，不论是四肢疼痛的"虺隤"，头晕眼花的"玄黄"，还是过度劳累的"瘏、痡"，都在它的治疗范围之内。

现在，中医治疗慢性鼻炎最常用苍耳。鼻炎看起来是个小问题，但是发作时鼻塞、头痛、头昏、失眠、记忆力下降，喷嚏和眼泪齐飞，像是有一万只蜜蜂在脑子里嗡嗡嗡，特别难受。

在我们家，苍耳用得特别多，因为父亲制作的"苍耳膏"治疗鼻炎很拿手，方圆百里颇有些名气。

大约八岁那年冬天，我放学回家发现院墙角大枣树下多了一头毛驴和一板车黑油油的煤球。毛驴和煤球都是第一次见，我很好奇。毛驴灰不溜秋的，脸长，耳朵、鬃毛也长，尾巴更长，耷拉着，快碰到蹄脚。猫和狗不认识，对着毛驴乱叫，邻居几个小孩围在那儿看稀奇。一会儿摸摸驴屁股，一会儿摸摸煤球，个个成了花猫脸。房屋里热气腾腾，烟雾缭绕。一个榆树疙瘩埋在火盆里，八仙桌上有花生米、泡椒、萝卜粉条白菜汤。父亲和一位陌生人面对面坐在那儿喝酒。俩人红着脸，不说话，只是喝酒，吃菜，再喝酒，再吃菜。一言不发，一声不吭。

这唱的是哪一出呢?

父亲不吭声，我们也不敢问。这俩人对饮，从太阳落山喝到鸡鸣三更，外面的毛驴也跟着叫了好几遍。陌生人明显喝高了，喝着喝着突然站了起来，扑通一声跪在了地上。父亲不说话，母亲赶紧去拉，那人对着自己又打又骂一会儿哭一会儿笑。夜太长了，我困了，这俩人后来也双双溜在火盆边睡着了。

再后来，这位陌生的客人就成了我的“赵伯”，他和父亲以血盟誓拜了兄弟。

很多年后，我才知道赵伯那天晚上是用毛驴和一车煤球来向我父亲赔罪的。

父亲会做苍耳膏，专治各种鼻炎。用苍耳、辛夷、白芷和薄荷四味熬成，配方简单，效果却很好。鼻居高位，通肺，引清气入内，为清阳之气交会及一身血脉聚集之处。所以通利鼻窍的药物要轻巧还要辛辣，有勇有谋，方可对抗，可疏通。除了苍耳，那几味都是在黑夜中也会散发迷人香气的植物。苍耳子可上达头顶，疏通脑户风邪；辛夷入肺，宣肺通窍；白芷除风，清利上窍；薄荷提气，送药入肺。我经常看见父亲凝重地拿着裹满药膏的棉签，轻轻地塞进患者鼻腔，固定，嘱低头，然后就有白色或者黄色的液体流出。半个时辰过后，引流通畅，神清气爽。

有一段时间，父亲的苍耳膏突然卖得特别快，供不应求。似乎可以此为生。父亲觉得有些蹊跷。他仔细观察，发现买苍耳膏的总是那几张熟悉的面孔，而且一买就是好几瓶。父亲固执地抓住一个个追问：“为什么买那么多，是不是药效不够好？”那些人讪讪地笑着，不说话。父亲生气了，不说原因就不再卖。有人急了，说：“不是不好，是帮别人买，同村的一位江湖郎中。”

原来，这位江湖郎中有一次偶然用苍耳膏给母亲治疗鼻炎后，发现效果很好，就买了几瓶随身携带，四处推销。他耍了一个小聪明，苍耳膏买回去，重新换了漂亮的包装，贴上标签，还有广告词：“祖传百年老字号鼻炎膏，九十九味名贵中药秘制。”新瓶里装旧酒，山鸡变成了金凤凰。价格不用说，自然是翻了几番。靠着这苍耳膏，他不仅帮父母还了债，还盖了新房，养活一家老小，发了小财。

父亲一听，犟脾气上来了，很快就一纸诉状要把这位江湖郎中告上法庭。这个聪明的郎中自然就是赵伯。

不打不相识。后来，赵伯只要出一趟远门，回来后第一件事情就是骑着毛驴来找父亲喝酒。话多，酒也多，喝到最后这俩兄弟还是哭着笑着就溜到了桌子底下。

再后来，这两个可爱的老苍耳呵，哭着笑着就要落了。

苍耳不择环境和地域，像刺猬一样满身警惕，生活在荒凉的野外。漂泊流浪的人都喜欢苍耳。李白和杜甫去城外找朋友范十，走到半路，李白一头撞进苍耳丛，粘了满怀，却大笑："不惜翠云裘，遂为苍耳欺。"管它什么珍贵的翠云裘衣，让苍耳子们随意去玩吧。安史之乱，杜甫四处奔波，贫困潦倒，这时他又想起了苍耳，"卷耳况疗风，童儿且时摘"，他要用苍耳为自己贫病交加的晚年疗伤。

最爱苍耳的，恐怕还是苏东坡。他一心为百姓着想，得罪了革新派又得罪了保守派，加上一个"乌台诗案"，差点死于非命。后来被一贬再贬，到了海南的儋州。那时的儋州是最边远最蛮荒的地方，他在那里"居无室，食无肉，病无药"。还好，有百姓支持。他帮助当地人办学堂，自编教材，传播中原文化。他广泛收集药方，编成手册，发给百姓，改变了当地生病不看医生，请巫师捉鬼，杀牛驱邪的陋俗。

小册子中最有名的就是《苍耳说》："药至贱而为世要用，未有如苍耳者。他药虽贱，或地有不产。惟此药不为间南北夷夏，山泽斥卤，泥土沙石，但有地则产。其花叶根实皆可食。食之如菜，亦治病无毒。生熟丸散无适不可，多食愈善。久乃使人骨髓满，肌理如玉，长生药也。杂疗风痹瘫痪，癃疟疮痒，不可胜言，尤治瘿金疮，一名鼠粘子，一名羊负菜，诗谓之卷耳，疏谓之耳，俗谓之道人头，海南无药，惟此药生舍下，多于茨棘，迁客之幸也。”

这哪里是在说苍耳，分明是在说他自己呢。苍耳得此知己，足矣。

初冬去登岘山，偶遇一片苍耳，无花无叶，只剩满身的黑刺，挺立在风雪之中，寒瘦，清寂、沧桑、卑微而坚韧。看不到悲伤，也看不到喜悦。月白风清，静守岁月。其实带刺的生灵，并不都是阴影和凶险，有的不过是为了保护内心的虚弱和柔软。苍耳也不例外。虽然粗枝大叶，一身毛刺，还有小毒，骨子里却是暖的，甘温活络，散风通窍。

我摘下很多苍耳，想带回去和父亲一样，亲手做一次苍耳膏。采着采着，忽然感觉头顶有些异样，伸手一摸，原来是一头苍耳。不知什么时候，这些顽皮的小家伙跑到头上，让我也变成了大刺猬。轻轻地碰了碰，刺刺的，凉凉的，竟有些不舍得扯下。在这苍茫的大地上，苍耳们想要的，也不过是像只鸟儿，有一个窝，一棵树，一处温暖的歇脚地吧。

别忘了，菊科的苍耳叶是有毒的，不能吃，只适合想念。苍耳花呢，是淡蓝色的，很小很小，小得几乎看不见。然而，看不见的，也有春天。

附

“采采卷耳，不盈顷筐。嗟我怀人，寘彼周行。”见于《诗经·周南·卷耳》，卷耳即苍耳。该篇全文为：“采采卷耳，不盈顷筐。嗟我怀人，寘彼周行。陟彼崔嵬，我马虺隤。我姑酌彼金罍，维以不永怀。陟彼高冈，我马玄黄。我姑酌彼兕觥，维以不永伤。陟彼砠矣，我马瘏矣。我仆痡矣，云何吁矣！”

嚷桃花

桃

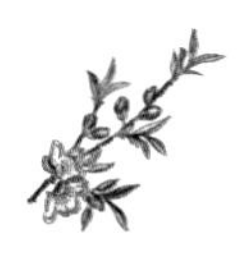

桃之夭夭，灼灼其华。
之子于归，宜其室家。

三月桃花美如画，娇艳花朵齐绽放。花儿似的姑娘要出嫁，祝愿幸福美满好人家。

看到这儿就想起了自己出嫁时的样子。那是冬天，刚下过雪，天空是寂静而透明的白。而我是红色，从内到外，从头到脚全是鲜艳的桃红色。亲朋好友簇拥着，摄像机镜头跟着。第一次那么郑重，那么盛大，那么风光。假睫毛长长的，脂粉白，唇膏红，长头发盘成髻，髻上也缀满花朵。镜子里那个浓妆艳抹的女子好像不是自己，而是另外一个人。不敢张嘴说话，手脚也不知道往哪儿放，身体和表情都像在一个套子里，僵硬着。幸好小哥哥走了过来，盯着我一个字一个字地说："新娘子其实不用化妆，也是最美最漂亮的，特别是我妹妹。"我扑哧一下就笑了，对着镜子把口红抿掉了

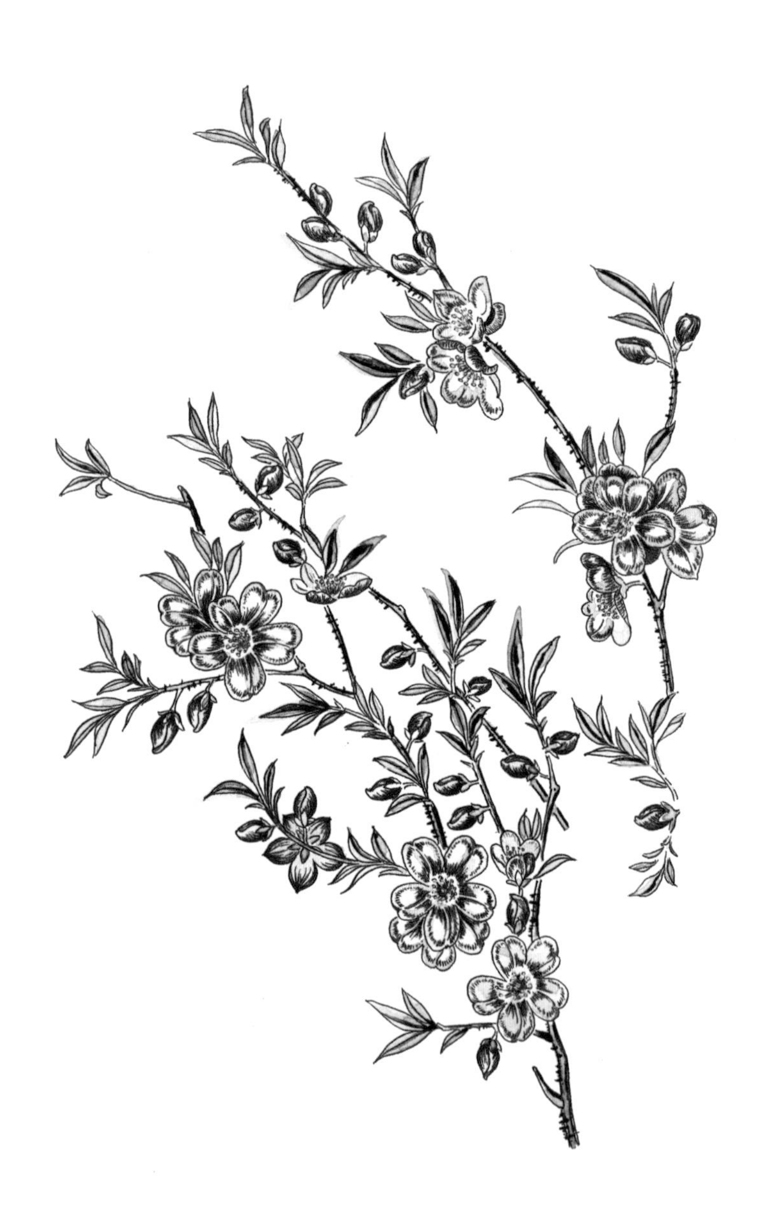

一层。嗯，这样就舒服多了。还是小哥哥最懂我。

撒糖果，撒烟，放鞭炮，嗵嗵嗵，贴着大红双喜的车子要启动了。我用目光穿过热闹的人群寻找母亲，我想和她告别。可是搜寻了好久也没看到。在踏进车门的一刹那，我瞅见母亲躲在厨房的木格子窗户后面，两个胳膊一抬一抬的。

说好了不让我“哭嫁”的，可母亲自己却没忍住。

我仰起头，看了看洁白的天空，看到了云朵，还看到了许多细细密密的树枝光秃秃地站在半空中。我把眼睛里翻涌的泪水顶了下去。

冬天在寒风中裸露着肢体的树一定是痛的，大地深处隐藏着的根也是。

那些细密的树枝，有几枝是斜的，是凌空从北山墙那儿翻过来的。尽管也是光秃秃的，但还是比别的枝丫生动。我知道，那是屋后我最喜欢的那株毛桃，也赶来给我送行。

树是已经去世三年的奶奶种的。鄂西北的大地上有村庄的地方就有桃树。乡下人常说一句话：桃饱人杏伤人，梅子树下抬僵人。桃树性情最好，温暖纯良，果实可以当主食。所以，桃是乡下孩子最好的水果，不论是碧桃、白桃、毛桃还是冬桃，我都吃不够。母亲说，我从小到大吃的桃子可以装一车皮。我说，那我就当桃树的女儿。据说中国是桃树的故乡，而桃树呢，就是我的故乡。

二月风光起，小桃枝上春风早，初试薄罗衣。天蒙蒙亮，父亲就起床，披上棉衣，呵着凉气，拿起皮鞭，争分夺秒地去抢春耕。春种一粒粟，秋收万颗子。春寒料峭，鞭子带着风声落在老水牛的屁股上，又冷又硬，牛还不习惯，很委屈地闷着头“哞”了一声。犁铧上的铁锈哗哗地落下，风和大地把刀片磨得锃亮。一大片冻土很快被犁铧翻开，露出了深处的骨肉，泥土腥膻的气息扑面而来。我拖着小小的影子，踉踉跄跄地跟在后面撒种子。细小的风带着种子从手中滑落，它们将在这骨肉的夹缝中脱壳生长。

所有的生长都是疼痛的。乡村的幕布下上演的绝不仅仅是田园牧歌。

黄昏的阳光下，从山冈上依次走下来的是父亲、耕牛、犁和我。辛苦和劳累让我们都低着头，像一幅剪影。走到村口，我的眼神却突然亮了，疲惫一扫而光。桃花开了。屋后的那几株桃树，开出了满天粉色的花朵，单纯明媚的女儿红。一大团粉色的光，照在屋顶上，照着一屋子的温暖和喜悦。晚饭早已备好，母亲迎上来，父亲说：“桃花开了。”母亲说：“是啊。桃花开了。”

原来他们也发现了。桃花在半空中笑盈盈地，黄昏的空气多么温柔。

“桃花开了！我也要看。”瘫痪在床上的奶奶也听见了，挣扎着想坐起来。

“三月三，桃花开，桃花娘娘嚷病来，桃花的爹桃花的妈，桃花的爹爹叫桃疙瘩，桃花的妈妈叫桃莲花，桃花的哥哥叫桃条条，桃花的姐姐叫桃叶叶，桃花的妹妹叫桃朵朵……”奶奶坐在床上张开嘴巴就嚷起来。

“莫嚷了，莫嚷了，明天管你看个饱。”父亲说。

“你说不嚷就不嚷，你是桃疙瘩还是桃莲花？”奶奶不依不饶。父亲笑笑，不吭声了。

奶奶的“嚷病”任谁也止不住的。鸡不下蛋、狗不叫、猪长不大，孩子们不听话，儿子出门不打招呼，媳妇饭做得太硬，田地里收成不好……需要嚷的地方实在太多了。

一个二十六岁就守寡的女人心中憋着一座火山，随时都在准备着爆发。

五年前，近八十岁的奶奶嚷着让小哥哥骑自行车带她去十几里外的罗湾村看戏。戏是河南豫剧《朝阳沟》，回来的路上却不小心一个趔趄掉进了稻田沟。髋骨骨折，从此瘫痪在床。偌大的世界变成了一扇窗口，一个轮椅，一张床，一个逗号。寡居五十年，孤单五十年，抗争五十年，疼痛五十年。终于熬到儿孙满堂，颐养天年的好时光，却连小脚走路的权利也被剥夺。抱怨、挣扎、吵骂、不甘……生活的残忍从来没有停止过。

一日三餐躺在床上，几乎没有运动量，很长一段时间，便秘成了奶奶最大的问题。父亲指挥我们给奶奶做蜜丸。

什么蜜丸呢？就是把前一年积攒下来的桃核和杏核砸碎，取出核心的桃仁、杏仁，再配上松子仁、柏子仁、郁李仁研末，加上陈皮末和蜂蜜，最后呢，再加上几瓣新鲜的桃花。调匀，搓至光滑明亮。还好，旧年的核砸开，仁还是那样的新鲜，洁白，带着晨曦一样的光泽。有新鲜的桃花，还有新鲜的桃仁、杏仁，这样的丸子就叫桃花丸吧。

桃花丸做好了，母亲拿给奶奶，奶奶却不喝。她和母亲叫嚷："不用南井水不喝！"我们村子大，有两口井。村南头的叫南井，村北头的叫北井。我们家住在村北，离北井近，就一直用北井水。北井的水浅，渴了，掐片荷叶弯个瓢，爬在井沿就能舀水喝。南井的水深，要用十几米长的绳子把吊桶放下去才能取水。奶奶一口咬定南井水比北井水清凉干净，好喝。母亲没办法，让我和小哥哥去打水。我俩偷懒，悠悠地出去溜达一圈儿，打一壶北井水冒充。奶奶喝完，"哇"的一声吐在地上，骂我俩不仁不孝，拿起拐杖就要开打。我和小哥哥吓得撒腿就跑，乖乖去打南井水。

南井水也是药。南井水配桃花丸，奶奶的火气终于慢慢消了下去。

这是八十岁的奶奶在"撒娇"呢。一朵干枯的花朵，也要做最后的绽放。学医后，我才知道为奶奶做的"桃花丸"其实是五仁丸，它来自元代医学名著《世医得效方》。桃仁、杏仁、郁李仁、柏子仁和松子仁，这些仁字家族的小东西都是宝贝，是精华。用这些富含油脂的果仁来濡润肠道，专治老年人津枯肠燥或者孕妇产后血虚便秘之症。五仁丸，多好的名字啊，是寓意这五常吧：仁、义、礼、智、信，一个都不能少。

人说桃花只宜种在屋后，不宜种在屋前和南山墙。因与“潜逃、难逃”谐音。奶奶却不信这个邪，有空的地方都不放过。她有她的道理。五黄六月是忙月，割麦插秧是力气活。干裂的日头，针尖一样锐利的麦芒，焦渴的大地，都要汗水要泪水要气血去收割、去赛跑、去挣命。这气血从哪儿来？放倒两趟小麦，在田埂上坐下来，啃口锅盔，喝碗凉茶，吃两个大白桃，这就是最好的补品。桃是五木之精，是仙木，仙桃肥美补气。农历的四月五月，能在大地上结出果实的果木并不多。只有桃树赶着这个时候成熟，充满甜蜜的汁液。

奶奶说，桃树是大地为那些挥镰割麦的人，特意生长的一种补品。

谁说不是呢？“桃树治病五件宝，仁花叶胶与碧桃。”桃木辟邪，桃仁活血，桃花养颜，桃叶清热，桃胶通淋，仙桃补气，延年益寿。奶奶不知道，我用桃木雕成小神兽挂在汽车里，我用桃花酿酒、美容、煮桃花粥，我还用桃红四物汤治愈许许多多气血失调、月事不顺的女子……

瘫痪八年后，奶奶在一个冬天，寿终正寝。走的时候安静如水，如粉色的花瓣，温柔凋谢。

“三月三，桃花开，周公先生的好算法，桃花娘娘的好嚷法，走了的嚷回来，死了的嚷活来，请一个真桃花还是假桃花……”奶奶走的那天，母亲哭着哭着突然嚷出了奶奶的调子，那音色，那气息竟惟妙惟肖，如出一辙。

至今也不知道这小调的曲名，我给它起了一个名字“嚷桃花”。婚后，诸多不顺，心烦意乱的时候，拿出来轻轻地嚷几句。就好了。

原来，这桃花已然是我的嫁妆。

“桃之夭夭，灼灼其华。之子于归，宜其室家。”见于《诗经·国风·周南》。

细心在怀

车前子

> 采采芣苢，薄言采之……
> 采采芣苢，薄言襭之。

车前子儿采呀采，采呀快快采些来……车前子儿采呀采，掖起了衣襟兜回来。

这首《芣苢》是古代女子采集野生植物车前子时所唱的歌谣。很有意思。诗很短，只有六句，每句之间，仅有一字之别。内容呢，也是“空山不见人，但闻人语响”，而且响的就是两个字“芣苢”。整首诗读起来朗朗上口，匀净、舒展、清澈、明亮。如果能给它谱曲，配乐，分明就是一首天籁般的童谣。小星星、虫儿飞、马兰花、采芣苢……童年的记忆就这样被唤醒了。

乡村的夜晚总是很黑，可以隐藏很多的秘密。我偷偷地跑到后院，掐下两根车前草的“老鼠尾巴”——花穗，去掉穗上的紫色花药，用一片野菠菜的绿叶子包好，再压上一块大石头。做完这些，

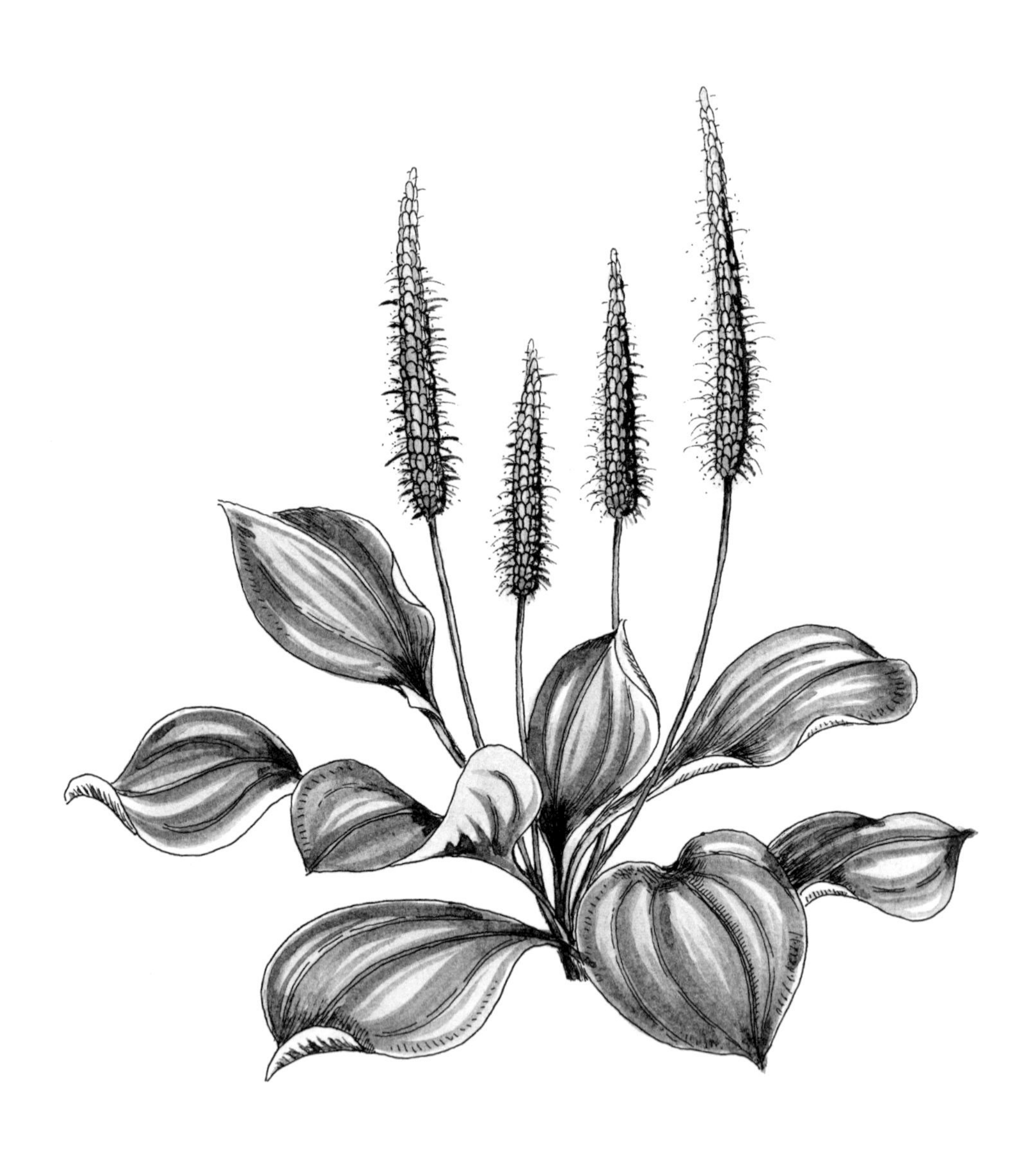

我不动声色地跑进屋子。父亲、母亲和哥哥还在忙着做蜜丸，昏暗的煤油灯照着他们温暖的脸。中医讲究膏丹丸散汤，蜜丸是最古老的中药丸剂。需要把中药碾碎，揉进蜂蜜，做成汤圆大小的丸子。这样的蜜丸服用简单，便于携带。做蜜丸不容易。一味味中药先称好，阳光下曝晒干燥，再用碾槽碾碎。单把中药碾碎就要费很多工夫。中医有句话“能过筛子眼，才过喉咙管”。凡是大过筛子眼的药粉就不过关，还得继续碾。成千上万次的碾压，才能把药草变成细细的药面。压好的药面，嗅一下，全是沁鼻的香气，仿佛所有的精华都纷纷溢出。树皮、草根、花朵、种子、阳光、雨露以及大自然的气息扑簌而来。

碾碎药粉这样的重活自然是父亲的事儿。熬蜂蜜得用小火，熬上三天三夜，熬到一滴露珠大的蜂蜜能拉出几丈长的细丝才算成功，这样的技术活自然是母亲的事儿。药粉和蜂蜜准备妥当，才有我和哥哥的事儿。母亲坐在那里“和面”。她把药粉和蜂蜜混合均匀，揉馒头一样揉成一个大面团，再搓成粗细均匀的细长条。父亲拿着小刀把长条切成节，然后放托盘上称重。我负责把称好的药团搓成圆溜溜的小丸子。哥哥呢，因为搓药一不小心就搓成手枪，只能负责包装。正方形的软纸，药丸放进去，四个角一捏就好。包装纸上盖有自制的红色印章。章子是哥哥用红萝卜刻的，有两枚，一枚“十子丸”，一枚“种玉丸”，红艳艳的，非常漂亮。

这“十子丸”和“种玉丸”可不能小看，是我家祖辈们用上百年功夫潜心总结的验方。“十子丸”专治肾虚引起的男性不育，“种玉丸”专治女性排卵不好引起的不孕。别看它们不起眼，不仅托着我家的饭碗，还关系着无数生命的繁衍。

许多静谧的夜晚，我们一家四口就这样组成了简易的流水线，生产着这个世界上最甜蜜的药丸。

做药丸最有趣的其实是聊天。平日里沉默寡言的父亲这会儿话最多，他爱忆苦思甜，爱讲自己当学徒时的光景。那时当徒弟第一步不是看书，是先学中药炮制，晾晒切片、煎煮蒸炒样样都要会，做不好轻则罚跪，重则挨打。十一二岁就要每天把一麻袋一麻袋的中药倒腾来倒腾去，又苦又累。

“再累能有做数学题累吗？”父亲说得正起劲，哥哥常常会突然插上一句。哥哥数学差。他上数学课不听讲，只喜欢瞅着书上的插图画连环画。所有的心思全在画上，成绩哪儿能好呢，及格都少见。为这挨了父亲不少揍。他一插嘴父亲就会瞪他一眼：“身在福中不知福。”他便撇撇嘴不吭声了。父亲有时会扭身对母亲说：“看看你儿子！”母亲瞪一眼父亲：“还不是遗传你的！”

我不说话，捂着嘴巴偷偷地笑，就像捂着内心的那个小秘密。天麻麻亮，我就悄悄地溜了出去。我要看看我的“老鼠尾巴”有没有开花。这是神秘的占卜学，是瞎子舅爷讲古时讲的。“话说第二天早上，鸡刚鸣鸟刚叫，你就掀开大石头，揭掉野菠菜叶，那个‘老鼠尾巴’上若是开了花，那不是花，那是药，说明你中意的人也在中意你，一场好戏就要敲锣打鼓开始登场喽……”这是瞎舅爷的原话。

那个时候，父亲和母亲还是那么年轻，你无法想象有一天他们会离开。那个时候，我还在憧憬爱情，觉得爱情是世界上最美好的事。那个时候，我还没有读过《诗经》，不知道芣苢就是车前子，不知道三千年前有一群女子也在欢快地采撷。天高云淡，那些女子，不是背着背篓，也不是提着竹篮，而是唱着歌儿，蹲下去，顺手扯起衣裙，抱孩子一样，把穗子上的小籽籽兜进怀里。

她们为什么这样喜欢，难道也是为了占卜吗？

从第一个解读诗三百的《毛传》到朱子到闻一多，都说是因为“此草宜怀任（妊），妇人乐有子”，这小草能让人生宝宝呢，难怪采摘得这么快乐。后来，《韩诗》有一种说法不同：“妇人伤夫有恶疾而终不离弃。”丈夫身体不好，老婆不仅不嫌弃，还全心全意地采车前子帮他治病。

总之，芣苢是药，是可以治愈疾病，让人快乐的药。而对于芣苢的解释，也是众说纷纭。有说是车前子，有说车前子没有那么大的功效，应该是泽泻、薏苡或其他，个个有理有据，争论不休。

要说，这些争议也很正常，因为他们毕竟不是医生，哪里知道车前子的功效。我举一个例子，大家就能明白。唐代道教《悬解录》中记载，道士张果（即张果老）曾献给唐玄宗一圣方“守仙五子丸”，唐玄宗服用此方后神通气达，精力旺盛，生育了23个儿子，29个女儿。从此，这药丸风靡皇室，大唐因此子嗣绵绵。这“守仙五子丸”配方其实很简单：枸杞子、菟丝子、覆盆子、五味子、车前子。现在这个方子在医书上叫“五子衍宗丸”，被誉为“古今种子第一方”，专用于男子补肾益精，效果非常好。明代医家王肯堂云：“药止五味，为繁衍宗嗣种子第一方也。”同期医家张时彻在《摄生众妙方》中说：“男服此药添精补髓，疏利肾气，不问下焦虚实寒热，服之自能平秘。有人世世服此药，子孙繁衍遂成村落之说。”

不过是五种植物小小的种子，怎会这样神奇？仔细想想，也不奇怪。一朵花来自哪里？一棵参天大树来自哪里？一捧救命的食粮来自哪里？是种子，都是种子。这是种子的神奇，植物的神奇，大自然的神奇，也是中医中药的神奇。我们家的“十子丸”就是在这五味种子的基础之上又增加了五味种子。除了补肾之外还可补气补血，这是无数次临床实践中的经验所得，弥足珍贵。

看英国博物学家理查德·梅比《杂草的故事》，发现欧洲人也用车前草治疗、占卜辟邪和预知未来，并且称车前草为“百草之母”。他说，这大概是因为车前草生长在马路、田埂、教堂阶梯，“紧跟人类脚步”，越是被践踏，越是生机勃勃，显示出了母性的坚韧和顽强。伦敦的女孩子仲夏节时喜欢在车前草的根下寻找木炭，据说晚上睡觉时把木炭放在枕下，就能梦见未来丈夫的模样。在欧洲，几乎所有古老的药方中都有它的身影。甚至，在千年以前，英国也有专为车前草作的诗歌：

而你，车前草，百草之母，

坐东向西而开，蕴含力量，

在你上方碾过了战车，行过了女王的坐骑，

在你上方新娘哭泣，牛铃叮当；

这些你承受住了，这些也为你厌恶，

所以现在承受住空中飞行的毒液吧，

抵受住空中飘荡的可憎之物。

……

唯一的区别是，外国人不知道车前草还有一个名字叫芣苢。芣苢只活在中国人的《诗经》里。

相比起来，我更喜欢芣苢这个名字，喜欢闻一多的解说，他说芣苢也是芣苡，就是胚胎的本意。每次看到这里，我就觉得这两个草字头的字就像一对双胞胎，柔软、可爱、纯洁、良善。《诗经》里藏着很多这样青草头的名字：薇、苠、蘩、芄兰、荇、荼、蓼、葑苁、蘋、萑……它们都是小草，是可爱的小宝贝，是母亲日夜歌唱的乳名，一直躲在僻静的角落，躲在乡村遥远的夜晚。无论经过多少年，一声不经意的呼唤，就会让人欢喜得落泪。

前几天，在汉江畔散步，城市的沿江大道上竟然也长满了车前草。和儿时家乡所见完全相同，叶片肥肥的，穗子长长的，童贞烂漫，不知天高地厚地躺在马路上。蹲下去打招呼，竟然有紫色的小花扑簌簌地落下。这是在和我说悄悄话吗？是不是家乡的方言？是不是，我顺着它们抖落的花药，就可以找到那条通往爱通往亲人通往家乡的秘密小径？

“采采芣苢，薄言采之……采采芣苢，薄言襭之。”见于《诗经·周南·芣苢》。诗中的芣苢即车前草。

岁月忽已晚

梅

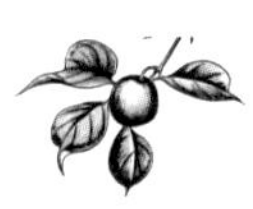

摽有梅，其实七兮。
求我庶士，迨其吉兮。

梅子纷纷落地，还有七分在树。有心求我的小伙子，好日子休要耽误！

这是一幅春怨图。春风吹来，花草繁妍。树下的女孩独自仰着头，一、二、三……梅子悉数落下，女孩儿的神情也越来越落寞。花红易衰似郎意，水流无限似侬愁。心爱的人儿啊，你什么时候才能到来？

不知道安徽亳州在三国时代有没有梅林，我想现在一定是有的，也应该有。亳州是曹操的故里。望梅止渴、青梅煮酒，曹阿瞒给他们留了这么好的两张名片，不用就太可惜了。

且不论曹操的功过是非，只看他的诗词歌赋和青梅煮酒论英雄，就知道他骨子里是雅的，是个有学问的大才子。这一点编草鞋

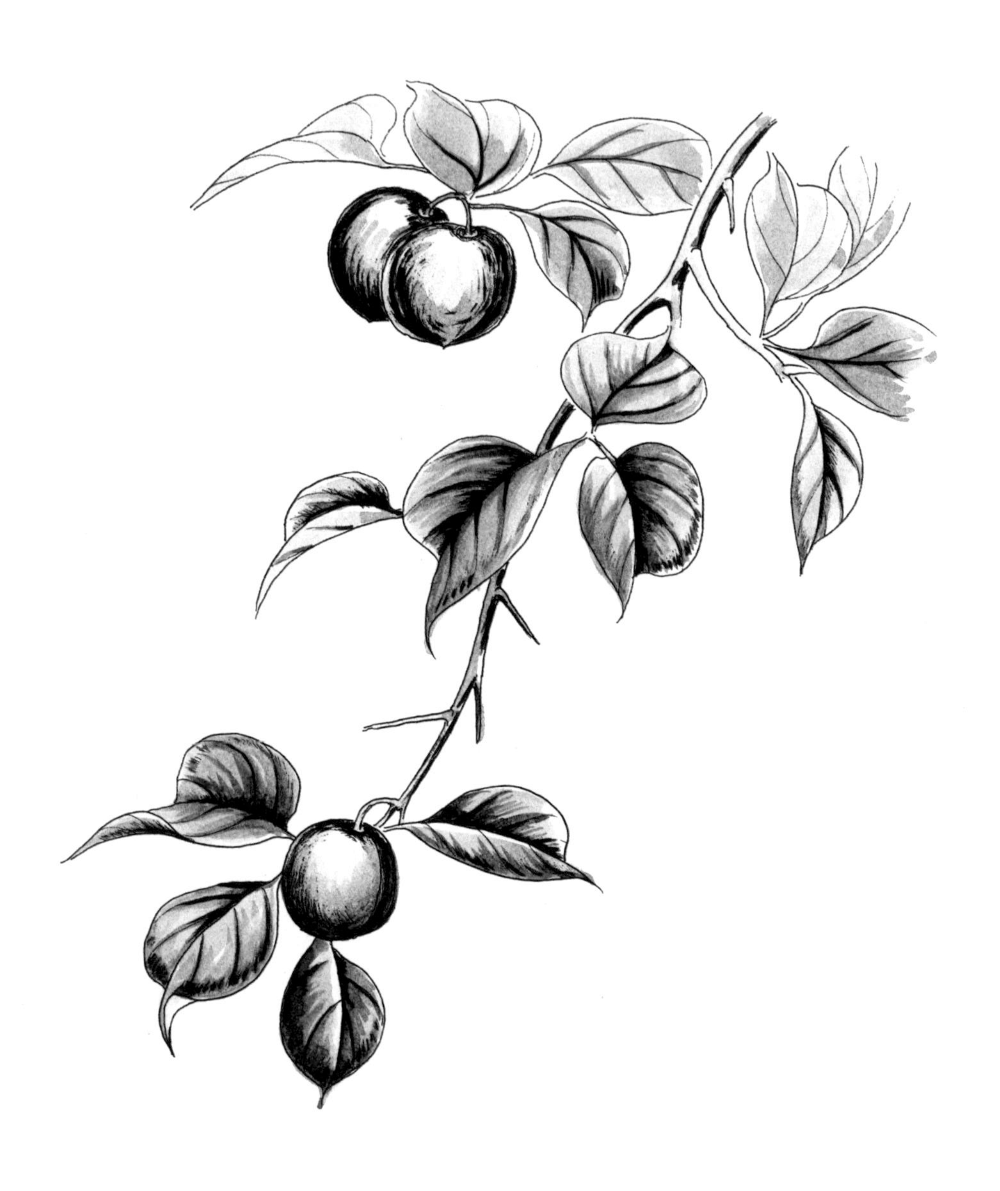

的刘备和爱喝酒狩猎的孙权都没法比。

大约是因为气味相投，江南才子多，梅树也多。我们这儿的文人不太多，梅树也不太多。村里只有两株，一株在我家，另一株在田秀才家。我家种梅是当赤脚医生的父亲为了药用。田秀才原名田秀生，是小学校长，喜欢古诗词，出口之乎者也，人称“田秀才”。他家在学校附近，屋前种了几丛毛竹和一株梅树。乱蓬蓬的毛竹是鸟的天堂，冬天的晚上，我们常常偷偷地拿着手电筒去捉麻雀。有时不巧被田秀才撞见，就赶紧留几只给他下酒。田秀才的老婆一连串生了四个女孩儿，一个比一个漂亮。可是田秀才不乐意，他想要个孙仲谋一样的儿子。不高兴的时候，他就坐在梅子树下喝梅子酒。喝多了他会突然昂起头来大吼一声：“试问闲愁都几许？”然后自问自答，摇头晃脑地重复：“一川烟草，满城风絮，梅子黄时雨……”一般情况下，重复不到五遍，他就像面条一样瘫在地上，再也叫不醒了。

到了五月，梅子快要黄的时候，他经常把我父亲也拉去喝酒。有一年，喝得兴奋时，他指着梅树酸溜溜地说：“摽有梅，其实三兮。”父亲当然知道他的意思，这树上的梅子已经成熟掉落了不少，只剩下三成，田秀才有三个女儿都大了，该成家了。

“吃杏遭病，吃梅接命。这梅子长得好，用处大，不急。”父亲吃一颗花生米，喝一小口酒，不慌不忙地说。

梅子黄了确实不要紧。青梅可以变成乌梅，还可以变成白梅，历久弥新。它不同于水分大的桃杏，几天的工夫就会腐烂变质。趁着梅雨前夕，从树上摘下半青半黄的梅子，一半入灶上蒸笼，先用大火烤干，等青涩饱满的梅子渐渐失去水分，表皮褶皱，再用百草烟的微火熏上三天三夜，青黄变成乌黑，枚枚发亮，就成了乌梅。另一半用盐水泡上，夜浸日晒，如此反复，十宿十浸十曝后，梅子如裹上一层淡淡的霜，就成了白梅。

青梅、乌梅、白梅都是酸的。时珍说："梅花开于冬而实熟于夏，得木之全气，故其味最酸。"青梅的酸是羞涩的，带着甜甜的香，生津止渴，唯一不足的是吃多了牙齿酸痛，要找核桃仁来解救。白梅的酸是漂亮的，做起事情来也漂亮。取白梅烧成粉末，加少许轻粉，小磨香油调和，涂在脓疮火疖上，千山万水都如履平地。有一次，遇到左脚大踇指患鸡眼的病人，贴了很长时间鸡眼膏都没什么效果，我让他在鸡眼膏上放些白梅粉，竟然一试而愈。

乌梅呢，大约是因为被百草炙烤过，酸甜温和，入肺则收，入肠则涩，入筋与骨则软，遇虫则伏。所以就用它来收咳嗽、收痢疾、收疼得翻来覆去打滚的孩子肚子里的蛔虫。《医说》有记载："曾鲁公痢血，百余日，国医不能疗，陈应之用盐水梅肉一枚，研烂，合腊茶，入醋服，一啜而安。"又云："大丞梁庄肃公亦痢血，应之用乌梅、胡黄连、灶心土等份为末，茶调服亦效。"

小时候肚子痛，父亲也给我吃乌梅丸，但是我不喜欢，我喜欢的是酸梅汤。一入伏，母亲就会把乌梅、山楂、甘草、冰糖放进砂锅，小火慢慢地煨，当酸酸甜甜的香味溢得满屋满院都是时，酸梅汤就差不多啦，再撒上几粒桂花，那香就到了极致。这个时候还不能喝。要等它凉透，装进罐头瓶子里密封好，系上绳子，放进村头的井水中，半小时后就有了正宗的冰镇酸梅汤。咪上一口，真是琼浆玉液啊。酸梅汤应当是中国饮料的鼻祖，相当于中国的可口可乐。商周时就有，比可口可乐的历史悠久，也比可口可乐美味，酸梅汤中那些丰富的有机酸，更是可口可乐中的碳酸望尘莫及。盛产乌梅的上杭人最懂得，炎夏的一壶酸梅汤，那才是真正小时候的味道。

回过头来再说说田秀才，他的四个女儿后来都嫁得不错，而且一个比一个孝顺。特别是小女儿，会读书，考到国外当上大学教授，几年难得回来一次。田秀才有一次大约是想女儿想得心痛，又来找父亲喝酒。父亲宽慰他说："三个乌梅两个枣，七个杏仁一起捣，加上一杯黄酒饮，不害心痛直到老。"田秀才高兴了，高一脚低一脚地跑去把柜子打开，抱出了两瓶写满外文字母的洋酒，要和父亲对饮。父亲哪敢让他多喝，转眼之间，都是耄耋之年的老人。此时的田秀才已经中风三次，不知道分别会在哪一分哪一秒。那一次，两位老友在青梅树下，用回忆下酒，也是醉了一场。

"这文化人啊，都是青梅，一个字，酸。"父亲那天摇摇晃晃地走回来后突然蹦出了一句。我猜，一定是田秀才的梅子黄时雨又下了一回。

大枭雄曹操在快要不行的时候幽幽地对儿子曹丕说：“死而有灵，子脩询问为父其母安在，为父将何辞以答？”谁能想到，风流成性，姬妾如云的曹阿瞒，心里最挂念的却是结发妻子丁氏呢！丁氏一生无儿无女，视继子曹子脩为己出，后因曹操不检点导致子脩离世，她愤然离去，孤逝娘家，一辈子也没有原谅曹操。曹操明白是自己负了夫人，对她敬重而愧疚。在生命要走到尽头的时候，他终于幡然醒悟，说，如果人死之后，真的有灵魂，有另一个世界，如果我遇到子脩，他质问我：“我的母亲在何处？”我该如何作答？

据有关专家推测，丁夫人可能是曹操舅舅家的女儿，是他的表妹。二人青梅竹马，所以感情颇深。

思君令人老，岁月忽已晚。

“摽有梅，其实七兮。求我庶士，迨其吉兮。”见于《诗经·召南·摽有梅》。

灵草

白茅

野有死麇，白茅包之。
有女怀春，吉士诱之。

死獐子撂在荒郊，白茅草把它来包。姑娘啊心儿动了，小伙子把她来撩。

小伙子猎到一只小野物，用白茅草包得漂漂亮亮，来献给心爱的女孩儿。女孩儿呢，低着头，红着脸嘀咕："轻点轻点，别碰着我的围裙，狗儿会叫呢。"看得人忍俊不禁。

白茅纯束，有女如玉。这大约就是爱情最原始的样子。柔软的白茅草郑重地包裹着小野兽。简单、洁白、庄重、无邪。让人想起许多美好的事物：梨花、大雪、月光、童年。

打了春，赤脚奔，挑野菜，拔茅针……是我的童年生活。那时不知天有多高，地有多厚。茅针蜷着身子在春风中抽条，白里泛青，泛紫，细小、胆怯、甜蜜，和孩子们一样，有着阳光般的细手

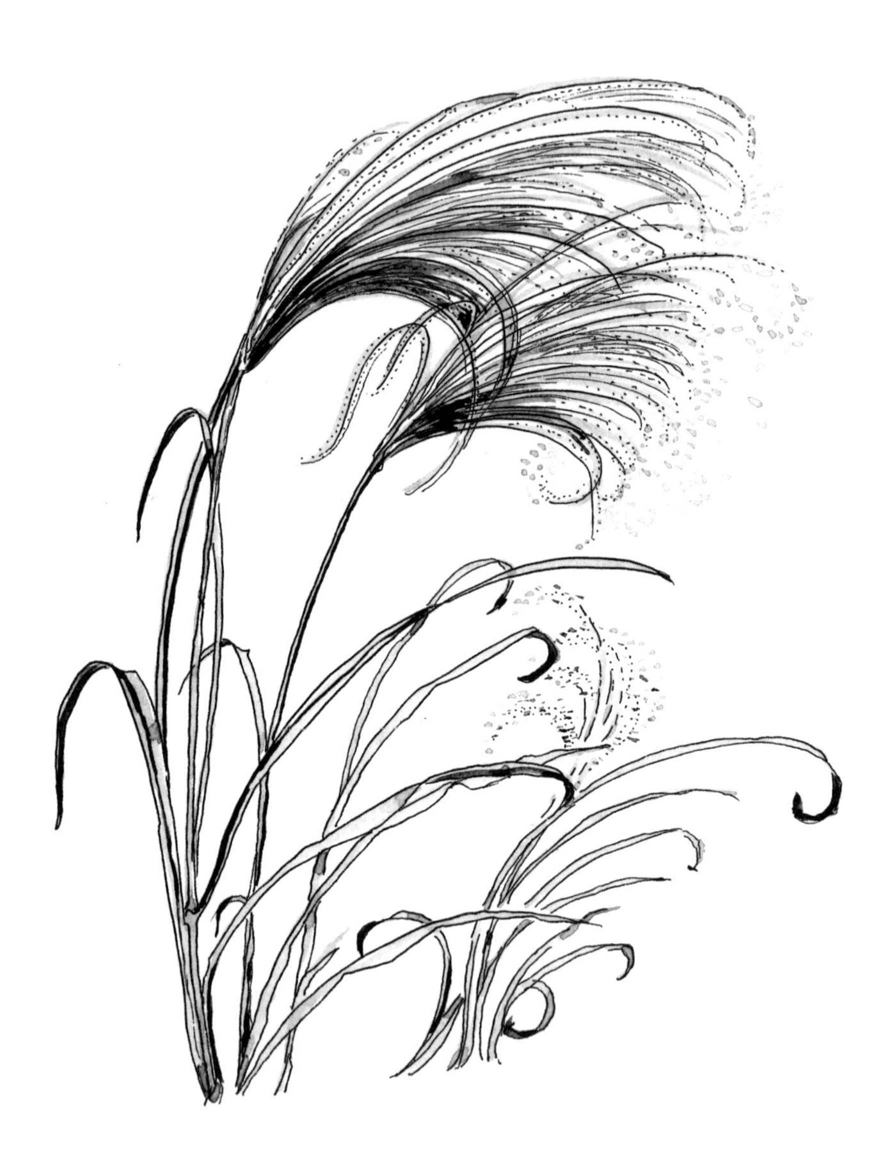

指，清澈的眉眼和干净的小身体。我、秋生、秋成、秋英……一群小不点疯跑，打闹，提着竹篮去挖地地菜、掐马兰头，然后毫不怜惜地把细细的茅针衔在嘴里，惬意地躺在草地上，看风，看风吹天上的云朵。

不论动物还是植物，所有的生命总要慢慢地成长、蓬勃、成熟，然后衰老、离开，这是亘古不变的法则。不知道为什么，自从长大后再也没有见过细细的茅针。偶尔还会遇见茅花，要么在渺无人烟的山坳，要么在偏僻的坟场，都是贫瘠荒凉的地带。茅花一大片一大片的，白色或者苍黄色，整齐优美，随风如波浪一样起伏，簌簌有声。那声音常常让人想起马勒的交响曲，想起他为第一交响曲所起的标题：青年时代，花卉、果实和荆棘……茅草的花卉、果实和荆棘是连在一起的，在空旷的天地间，书写着巨大的寂寥和苍茫。

这些茅草再也没有人来收割，成了被遗忘的孩子。它们的父亲，那个身强力壮、手脚麻利、大嗓门的茅匠在二十五年前就被一场大雪夺去了生命。他的四个哥哥瓦匠、木匠、篾匠和补匠，也一个一个地走了。他们差不多都是饿死的。还记得茅匠走的时候，他的二哥木匠用榆树给他打了一个很大的棺材。棺材里除了茅匠，还铺满了茅草，放进了筢子，草拜垫子和割檐草的弯刀。木匠希望弟弟到了那边手艺还能派上用场，吃口饱饭。

木匠很细心，他给茅匠铺的可不是一般的茅草，是荆山深处的长脊茅。这种茅草很特别，叶子下面比普通茅草多了三条细长的白线，像长长的脊梁骨。在我们乡下，认为这三条线能让神灵相交，接通天地，称这种长脊茅叫神草或者通灵草。最早，楚人用这种茅草祭祀。祭祀时，先铺一层白茅，再加一层沙，最后把酒泼上。因为世间酒水浑浊，只有通过圣洁的草本植物和流水冲洗后的沙子过滤，才能将清澈的美酒敬奉给天地神灵和老祖宗。这叫“苞茅缩酒”。后来的茅台酒曾用茅草过滤也缘于此。苞茅甚至被楚人视为社稷象征，别的诸侯国战败时，必须双手举苞茅投降，才表示交出社稷。

山里面的长脊茅能长一人多高，比芝麻、黄豆这些庄稼还要茂盛。秋天，茅匠带我们一起去山里。秋生是茅匠的儿子，比我大两岁。他陪着父亲割茅草，我和秋成、秋英在割后的空地上挖甜草芽子根。甜草芽子根就是白茅根。通常是还没有五分钟的光景，秋生就“哎哟”一声停了下来，因为手被茅刺划破，有血珠子渗出来。茅匠便让他陪着我们挖白茅根。白茅根味道甘甜，性子寒，是凉血止血、清热生津、利尿通淋的中药，可以卖钱，但也不好挖。一节白茅根可生发无数分枝，互相牵连，盘根错节，蜘蛛网一样在地下蔓延。若是用锄头，根本锄不动。若是拔呢，更费劲，打断骨头连着筋——拔茅连茹。最好的办法是用镢头，找松软的斜坡地带使劲刨。秋成和秋英配合，秋生和我配合。他刨，我扯。新挖出的茅根越扯越长，一节一节的，白嫩、滋润、通体玲珑。我们选粗壮的先填进嘴巴，吸溜得滋滋响。边吃边挖，他越刨越有劲，我越扯越有劲。每一个茅根节上还有小孔，嚼得起劲的时候，那些清甜的汁液就会顺着小孔喷雾一样喷出来，冷不丁地吓人一跳。

有时也会停下来，那是在茅丛中发现秘密的时候。茅丛中有蚂蚁、蚂蚱、鸟窝、野鸡、野兔等数不清的小动物。运气好的时候我们能捡到鸟蛋、抓到初生的小野鸡和小野兔。据说以前最多的动物是茅狗子。茅草地就是茅狗子的家。我们没见过，只有茅匠见过。茅匠说茅狗子和茅草一样有灵性，肉是酸的，不好吃。他还说茅狗子比狼小，比狗大，尾巴很长，雪白雪白的，拖在地上。晚上奔跑的时候，尾巴像流星一样闪烁，特别漂亮。我们四个都把茅草花拔了插在裤腰带上，装成茅狗子跑进茅丛中躲猫猫。太阳快落的时候，茅匠把嗓子吼得要冒烟我们才会嘻嘻哈哈地钻出来。这个时候，手、脚、脸都是破的，一条一条的红印，却没有一声“哎哟”。

最快活的还是正月十五元宵节“撵茅狗”。茅草扎得紧紧地，扎成一条长长的尾巴，用绳子绑住。点燃，边跑，边抡，边唱：“赶茅狗，赶茅狗，一赶赶到张家大嫂灶门口，大嫂打个屁，茅狗子不成器……”

秋成个子大，跑得最快。秋英腰最灵活，抡得特别好看，秋生和我跟在后面，像两个小尾巴。

“你俩早晚会被茅狗子吃掉。”秋成边跑边大声喊叫。

小学三年级时，期中考试我和秋生都考得一塌糊涂，为了逃避即将到来的惩罚，我们决定一起出逃，去想象中的童话王国。抽签、投票、划拳，最后的结果是去芭茅丛。渴了，挖白茅根；饿了，烤蚂蚱；困了，钻芭茅丛。最后，在星光灿烂的后半夜，我俩被茅匠的大手一把一个拎小鸡一样拎了出来。

茅匠走的那年，我在省城上大学，秋成去广州打工。茅匠走的第二年，秋生突然决定和秋英结婚，我还在省城上医学院。秋成跑到十几里外的镇邮电局给我挂电话。

“秋生和秋英腊月初八结婚。”秋成说。

“山上还有甜草芽子根吗？”

“有。”

“还记得茅狗子吗？”我说。

“记得，茅匠说过，茅草通灵，茅狗子也通三界，是天上的狐狸精下凡，后来都被天庭收回去了。”

……

听着听着，眼前白茫茫的一片，泪水就莫名其妙地流了出来，放下话筒才发现忘了说祝福说再见。

我坐在教室里乱翻书，书上也是白茫茫的一片：“初六，藉用白茅，无咎。子曰：苟错诸地而可矣，藉之用茅，何咎之有，慎之至也；夫茅之为物薄而用可重也。慎斯术也以往，其无所失矣。”看着看着，泪水又涌了出来。

成长真是一件残酷的事情，所有的人和事物都开始面目全非。我清晰地知道心里有一个重要的位置变成了空白，然而，那又怎么样呢？

回不去。所有的成长都没有返回的路。从母亲的子宫里走出来，从生养的小村子走出来，从无数的文字经典里走出来，就注定了我们已经没有了回头的路。

我必须承认，在城市里，我并不是一个特别优秀和纯粹的大夫，我会为一些药商的回扣动心，会因一些推不走的红包窃喜，有时甚至暗自计算着房价，希望用额外的收入当补贴购买向往已久的小套房。

就是在不停地看房选房的过程中，我遇到了秋生。

秋生背着一身花花绿绿的氢气球在广场上叫卖，他的身边围了一群孩子。我发现，秋生变得和他父亲茅匠一样健壮结实、皮肤黝黑，牙齿闪亮。他说在城里建筑工地做砌墙师傅，好几年了，趁着这两天休息出来给儿子赚零花钱。

"俩小子有芭茅高了。秋英生老二时开始椎间盘突出，不能干重活。秋成在广州当保安队长，为了小区草坪被业主误会殴打，小胳膊骨折。年底时因为隐忍成了草根代表，还上了电视。"秋生说。

"秋生，你还记得茅狗子吗？"我说。

"当然。那天夜里我们藏在芭茅地，我不过提了一声茅狗子，你就吓得发抖，拼命地用拳头捶我。"秋生说。

"哈哈……"

怎么证明相爱？石黑一雄说：分头去询问各自的回忆。

我相信，不论怎么询问，我们的爱都在。因为我们都是从泥巴里钻出来的草根，我们善于在荒芜的土地上扎根，在破败的景致间生长，在喧嚣的世界里保持着内心的清澈、洁白和坚韧。

“秋生，等秋成回来，我准备云林鹅和茅台，我们一醉方休。”

“好，一言为定。”秋生说。

要走的时候，秋生又说：“等等。”

我看见秋生非常迅速地用小气筒打出几条长长的白色氢气球，然后三翻两转，就拧出了一只纯白色的小狗，拖着长长的尾巴，流星一样闪烁着光芒的尾巴，漂亮极了。走在人群车流汇聚的熙熙攘攘的大街上，我抱着这只小茅狗，像抱着一件稀世珍宝。茅草地越来越少，这将是世上最后的一只茅狗了。我边走边想。

“野有死麇，白茅包之。”“白茅纯束，有女如玉。”见于《诗经·召南·死有野麇》。“手如柔荑，肤如凝脂”见于《诗经·卫风·硕人》。“茅”“荑”与“白茅”同物。荑是初生的白茅嫩芽。

在河之洲

芦苇

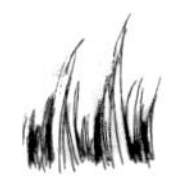

蒹葭苍苍，白露为霜。
所谓伊人，在水一方。

芦花一片白苍苍，清早露水变成霜。心上人儿她在哪，人儿正在水那方。

伊人、秋水、蒹葭、晚露、落日、归雁，每次念着蒹葭苍苍，眼前就会浮现出这些苍茫优美的画面。

季节从春分走进了白露，《关雎》里的“寤寐思服”变成了“溯洄从之”，初恋进入了热恋，相思也越来越浓。相思是什么？看不见，摸不着。医学上说相思是体内的肾上腺素、去甲肾上腺素、多巴胺等激素水平增加，让人一日不见，如隔三秋。古人说，那是意境，是水墨画一样的意境。西方人说，那是意识，是潜意识的流动。因心造境，在我看来，相思是那流水中的倒影，可望而不可即。而《蒹葭》，则是最好的抵达。

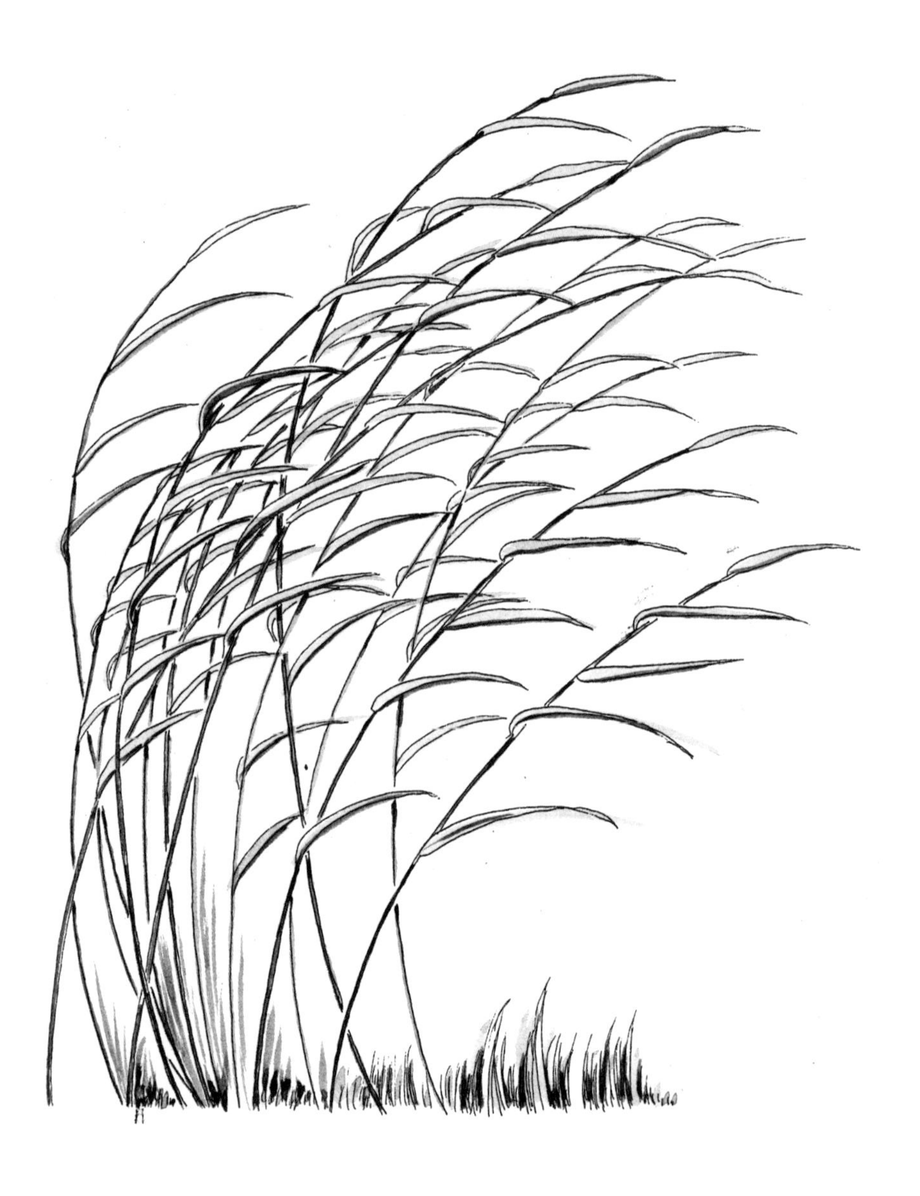

古人细致，一枝芦苇从小到大有三个昵称，初生的芦苇叫葭，开花以前叫芦，花结实后才叫苇。有湿地的地方就有芦苇，我的家乡汉江边当然也不例外。汉水是活水，芦苇特别茂盛。到了春天，芦苇长得飞快，没几天的工夫，就蹿到了半空，蹿到了我们无力抵达之处。若是抬起头来看苇尖，能看得人绝望。再高的楼房都可以借着楼梯爬上去，可芦苇却不行。它们像那些饱读诗书，爱着长衫的乡野隐士，有品格，有情趣，生活在另外一个高韬如云的世界。

儿时的我，对芦苇是又爱又怕的。

小时候只要不听话，母亲就会说："再哭，再哭就扔进芦苇荡！"母亲这样一说，我就赶紧闭住了嘴。芦苇荡里有野风、有大嘴鱼、有绿头鸭、有鸟雀，有蚊虫，还有水鬼，有会吃人的妖怪。一到晚上，风呼呼地吹着，苇叶乱舞，水中那些冤死的孤魂野鬼就开始跳出来狂欢。有人说亲眼看见过那些水鬼，没有下巴，肚子很大，手很长，发现有人过来就飞快地潜入水中。若是你靠近了，就会引诱你，缠着你，直到把你拉下水。

阿城在《闲话闲说》里记载过一个莫言讲的鬼故事：有一次莫言回家乡山东高密，晚上近到村子，村前有个芦苇荡，于是卷起裤腿涉水过去。不料人一搅动，水中立起无数小红孩儿，连说吵死了吵死了，莫言只好退回岸上，水里复归平静。但这水总是要过的，否则如何回家？家又近在眼前，于是再涉到水里，小红孩儿们则又从水中立起，连说吵死了吵死了。反复了几次之后，莫言只好在岸上蹲了一夜，天亮才涉水回家。

那个时候，我的心中，总是感觉有无数个红孩儿似的小鬼躲藏在芦苇丛中，随时都会跳出来。但人就是这样奇怪，越是怕，越是好奇，越是想去看个究竟。

有几次放学，趁着天光明媚，风和日丽，我专程绕了一个大弯从有芦苇的江边回家。江面上风平浪静，并没有看到什么“红孩儿”，一大排芦苇安静站在那儿，简远萧疏，枯淡清逸，竟有一种特别的风情和雅致。芦苇边卧着一叶打鱼的小船，船上竟有笛声，吹笛的是一个白衣少年，斜斜地站在船舱，正面对着江心，看不见面容。那笛声忽而婉转悠扬，忽而急促跳跃，忽而缓慢低沉，听得人心里有一种说不出的惆怅。

接连去江边听过几次，竟然又害怕起来。我怕自己会忍不住跨上小船，去追寻那个吹笛的少年；怕自己捂不住心中那颗青春荡漾的种子；怕自己会陷进那充满情致和诱惑的苇水之中。

当然，也有不怕的时候，那就是二月或者八月，由父亲带着我们来挖芦根时。父亲拿着挖锹和镢头，我和哥哥大摇大摆地跟在后面。有父亲在，就可以细细地看。走近了，那些芦苇看起来更加高大、宽阔、厚实、苍凉。苇根扎得很深，横生有节，趾爪紧紧地抓着大地。父亲脱下外衣，费了很大的劲儿才放倒一株芦苇。高不可及的芦苇轰地一下倒在了沙滩上，我连忙跑过去。芦花像雪一样白，我把它们都抽下来，聚合在一起，做成拂尘。芦根粗壮、庞大，像巨人的脚，要细细地洗净泥沙，打包成捆。

父亲说，芦苇是为穷人而生的草药。春饮芦根水，百病不上身。春季，每天喝一碗甘甜的芦根水，可以预防感冒、麻疹、水痘等流行病。平时，凡是胃热和肺热引起的疾病都可以用芦根清热解毒。

秋季和冬季，是支气管炎和肺病高发季节，芦根用得最多。有一年，我温和善良的舅舅和别人去随州做生意，被骗得身无分文，沿路乞讨，几天几夜才从随州走回来。路上淋了雨，到家就发烧咳嗽，开始是白痰，后来是黄痰，最后是带血的脓痰，有难闻的腥臭味。高烧三十九度以上，日夜不退。在县城医院诊断为急性肺炎，用了很多抗生素，还是不退。外婆着急呀，哭得上气不接下气地跑来找父亲。父亲二话不说，抄起铁锹就往江边跑，长长的芦苇哗啦啦地被父亲连根扛了回来。父亲在院子里切芦根，清爽、干脆、掷地有声，乳汁一样奶白色的苇液在空气中流淌。

苇茎二十钱、瓜瓣二十钱、薏苡仁十钱、桃仁五十枚。父亲一味味地称好，亲手把它们放进陶罐，凉水浸泡。月光里，顺手在院子的空地上支起两块大头砖，开始煎熬。先武火，后文火，芦苇秆的火性温顺，最适合文火煨药。苇根入水后也是软软地，收了性子，浮在水面，晶莹剔透。瓜瓣就是冬瓜籽，小而饱满，没经历过风雨，在沸水中上下沉浮，挣扎得厉害。桃仁被捣碎，在罐中乱跳，欢喜得像个孩子。只有薏苡仁的心是定的，甘淡微寒，坐在罐底，和苇根相望，镇守着这一片小小的江湖。

不知道是不是我看错了，那药汁倒出来，竟然是白色的，清亮澄澈。装进罐头瓶里，盖严，再用手帕缠紧。吃斋念佛的外婆，像捧着圣水，小心翼翼，一勺一勺地给舅舅喂进去。母爱也是圣水，滋润万物，天地清明。舅舅喝了两天，竟然慢慢地退热，开始好转。从那以后，很长一段时间，外婆都会在每天上香的神龛插上两枝芦苇，白色的芦花，吹拂着外婆的满头银丝，闪闪发光。

事毕，父亲拿着药方本，郑重地翻给我看：苇茎汤，出自孙思邈《备急千金要方》。从那天起，我才知道芦苇还有一个新名：千金苇。达摩祖师一苇可以渡江，帕斯卡的芦苇会思想，岐黄里的一苇可以度命。粗缯大布裹生涯，腹有诗书气自华。也许，书生意气的芦苇们不太喜欢这个有点俗气的名字，可是，人命至贵，贵比黄金，还有什么能比生命更重要呢。

已经记不起有多久没去看芦苇了。每天坐在医院的高楼上，看见的只是玻璃窗外的那一小片蓝天。幸好，还能时常在处方上写下一味"苇茎"。每当写下苇茎这两个字，笔尖是清凉的，内心是柔软的，总是会有潮水一样的东西在心中翻涌。我知道，这是思念，思念在河之洲，思念蒹葭、晚露、秋水、落日、归雁、小船和"红孩儿"，思念那个白衣如雪的芦笛少年。

附

“蒹葭苍苍，白露为霜。所谓伊人，在水一方。”见于《诗经·秦风·蒹葭》。蒹葭即芦苇。

南风吹

酸枣仁

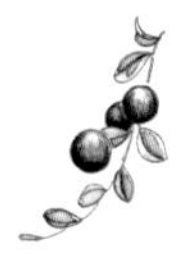

凯风自南，吹彼棘心。
棘心夭夭，母氏劬劳。

和风吹来从南方，吹着小枣慢慢长。棵棵枣树长得旺，累坏了娘啊苦坏了娘。

《诗经》里描写母爱的诗歌并不多，屈指可数，但首首情真意切，让人动容。尤其这首《凯风》，开辟了写母爱的先河，后来的“凯风吹长棘，夭夭枝叶倾”，“谁言寸草心，报得三春晖”等，无一不是受到它的影响。

母亲是四月的南风，和煦温暖，长养万物，孩子是“棘”，是长不大的酸枣树，浑身是刺，结着酸涩的小果子。“南风”和“棘”，多么贴切的比喻。迄今为止，还真没发现谁能和它媲美。

网上有个叫老六的诗人出了一本新书《写给母亲的诗一百首》，发布会上记者问他，还会写吗？他说：“当然，还要写，写一万首，

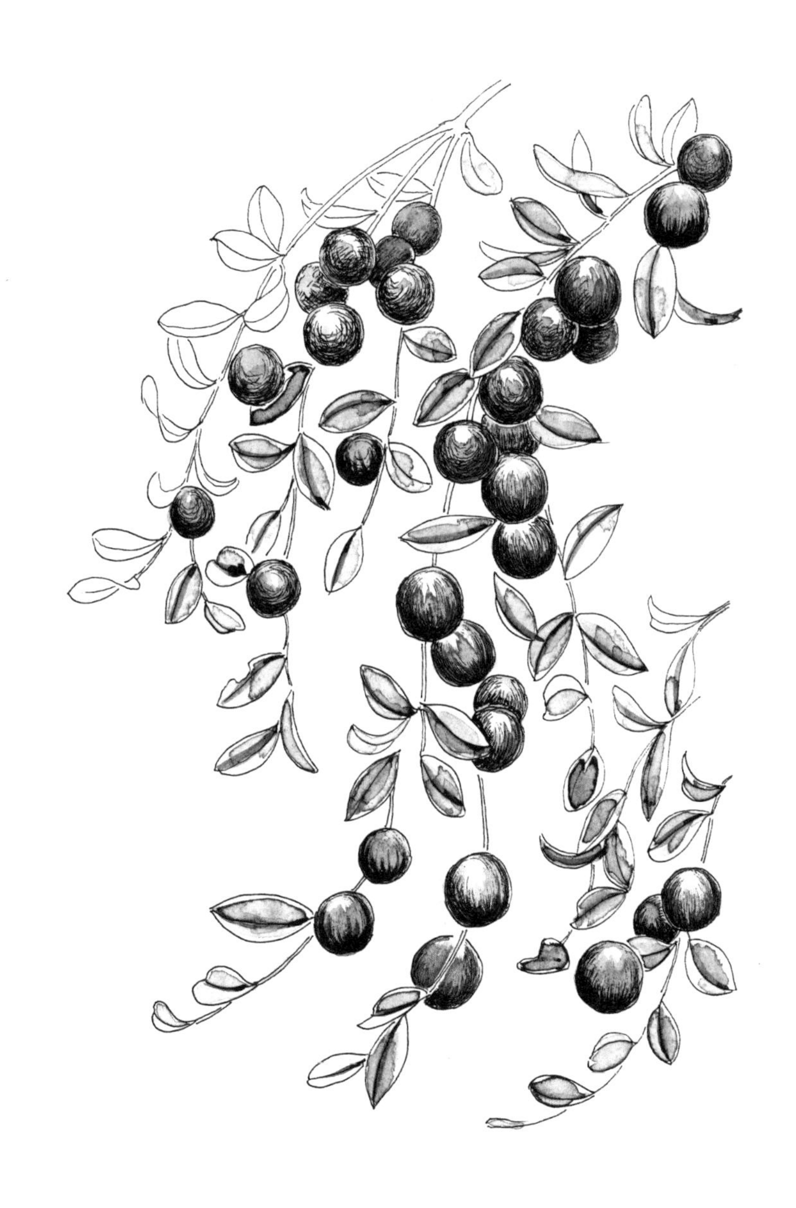

像建一座花园。”是啊，一万首也不多，给母亲的话，一辈子也说不完。

我的母亲，没有任何预兆，在一个秋月朗照的夜晚突然离开，享年七十三岁。那天晚上，她和平常一样，做饭、吃饭、洗碗、洗澡、上床、睡觉，做梦，梦还没醒，就走了。这样的走法让方圆几十里的老头老太太们羡慕不已。他们异口同声：这个宋道英，是做了好事，做了大好事啊。

母亲宋道英，一个不识字的农村妇女的名字被完整地提起，还隆重地交口盛赞，这是第一次，也是最后一次。要说，母亲生前确实是做了一辈子好事。和她共同生活了五十年的父亲对她的评价是：性子磨（不着急），耳根子软。

母亲做事情安静有序，极其认真。一桌菜、一双鞋、一块田……任何事情，凡是经过她的手就会变得和别人不一样。农村是柴火灶，做饭时还要忙着添柴，即锅上一把锅下一把。好多人手忙脚乱，饭做的不是焦煳就是夹生。母亲却从来没有，她炒菜咸淡适中，蒸出的馒头特别筋道，最难侍弄的小杂鱼到了她的锅里也会变得外焦里嫩，美味无比。母亲手艺活也不一样，别人用旧布糊鞋底，母亲用拼起来的新碎布，别人做的新鞋穿一年，她的却能穿三年。田地里的庄稼就不用说了，没有一株杂草，棵棵粗壮，一亩地的产量到最后总是会比别人多出一二十斤。记得二哥那一年考上师范，惹得好多人羡慕，村里人便说：也不看看是谁家的娃。意思是我母亲带大的孩子自然不一样。

事实上母亲并没有怎么管教我们。她话少，轻言细语，很少发脾气，也就是父亲说的磨性子，不着急、有韧性。奶奶八十岁时因骨折瘫痪在床，整整八年，全是母亲一个人伺候，没听过她一声抱怨。平时我们若是做了错事，急性子的父亲常常还没开口巴掌就过来了，我们当然不敢反抗，但却窝着一肚子的委屈。母亲呢，就是一边抹泪，一边在背后悄悄化解矛盾，收拾残局的那一个。《凯风》里的母亲有七个孩子，而我们家是八个，加上后来的第三代第四代差不多近五十人。这么多孩子，却没有一个挨过母亲的打骂。等自己有了孩子以后，我才发现母亲能做到这样，简直是个传奇。我相信，我们一大家子如今能够和睦相处，互敬互爱，必定是源于母亲生前的言传身教。

在村里，母亲是出了名的耳根子软，也就是心肠好，见不得别人说一句可怜话。邻居若有困难求助，她倾心帮忙。遇到乞讨之人，也从不让人空手而归。别人告诉她，有些乞丐是骗子，不能理。可母亲说，一个人，若是没有难处，谁愿意走到这一步呢。有次瞎舅爷讲古，说他在西山遇见一个小男孩，母亲死了，继母很厉害，这个小孩儿就不再吃饭，只吃墙土和泥巴。他的父亲打他，越打他却吃得越凶。后来，这个男孩儿的小身子就开始变软，细胳膊细腿都像面条一样软绵绵的，成了一个“软孩子”。母亲听着听着突然站起来跑进房间拿了一包楝树果和南瓜子，让瞎舅爷带给孩子。当时，母亲受父亲的影响，略通一点医学知识，她认为那个孩子吃土是生病，肚子里有虫，楝树果和南瓜子是驱虫药。谁知瞎舅爷说："你呀你，讲古的事情也能当真！"后来，村里人把这件事当笑话讲了好久。

干干净净地来，清清白白地走。这就是母亲的一生。临走那天，母亲的安详宁静，让我想起了两个字"涅槃"。母亲做完了她想做的事情，安安静静地回到了她的世界。

母亲眼睛一闭轻松了，我们的日子可就重了。八个孩子都是母亲千辛万苦一箪一瓢养大，到了最后，母亲却没有让我们照料她一天，一点反哺的机会都不给，想一想心就是痛的。

母亲在时，兄妹几个各忙各的。母亲一走，联系却越来越多。一到晚上，电话就响了。个个都在想念母亲。我们在电话里翻书一样把母亲说过的话和走过的路翻一遍又一遍，一直翻得声音越来越低，泪流满面才肯放下。好不容易睡着了，又开始做梦，梦里全是母亲。姐姐说她梦见母亲在给炉子生火，准备给我们做饭，弄了满身满脸的灰。我梦见母亲在摘棉花，还是那身深蓝色的布褂子，头上包着蓝手帕，一大朵一大朵的白棉花，棉花垛子越来越深，越来越深，直到把她瘦小的身体淹没……哥哥说，妈这是放不下，夜里赶来看看我们呢。

有天晚上，父亲突然打来了电话。原来父亲也在夜夜失眠，黑白颠倒。他当然比我们任何人都更有理由失眠。我们因为自己的痛苦而忽略了他的痛苦，身为子女的自私又一次暴露出来。

我定下心来去接父亲。一向衣着讲究，头脑活泛，能言善辩的父亲突然变了。他蓬头垢面，不说话，低着头，呆呆地坐在那里，一副神不守舍的样子。对，就是神不守舍。还记得当先生的父亲有一次给别人解释神不守舍。父亲说：心主神灵，舍是房子。正常情况下，神灵住在气血充盈的心房里。夜晚，心神回家了，人就会安然入睡。当你心里有事，心火太旺或者心血不足时，心房变小，心神就回不了心房，开始四处溜达，人就会失眠。

而现在呢，母亲不在了，房子没有了。我们的心都在游荡。

我开始默默地给父亲熬药。酸枣仁汤。边熬边念叨：酸枣仁汤治失眠，川芎知草茯苓煎，养血除烦清虚热，安然入睡梦香甜。这是张仲景的名方。酸枣仁是那两个最调皮的小子，在学着做事，养血补肝、宁心安神；知母和白茯苓是两个最知心漂亮的女儿，会滋阴润燥、清热除烦；川芎和甘草是敦厚实诚的哥哥。长幼佐使，井然有序。父母一辈子为我们遮风挡雨，现在就让我们也为他盖一次房子吧。

酸枣树我见过，在北方贫瘠的黄土坡和山崖多见。为丛生灌木，高不足尺，阔不盈怀，很难成树，长到杯口粗细便自然干枯，由根部再生嫩芽。虽然酸枣树看起来干枝细弱，浑身上下还有锐刺，但是有一个好处，那就是一到秋天就挂满了红色的小枣，鲜艳玲珑，特别诱人。摘酸枣要选“硬梆红”，红到半圈时最好吃，又酸又甜。北方人在漫长的冬季，常常把酸枣晒干后泡水代茶饮。

不知道为什么，这几年荆楚山脉也开始有了一些酸枣树。意外的是，今年清明节去扫墓，风暖暖地吹着，我在母亲的坟前竟然也发现了一株刚发芽的酸枣树，细细的枝条，细细的芽，摸一摸，还有细细的刺，有鲜红的东西从手指间流了出来。也就是一瞬间，眼泪哗地一下就出来了。这些浑身有刺的孩子，曾经多少次顶撞和刺伤母亲啊。然而，到了现在，母亲还在牵挂我们着呢。

注

“凯风自南，吹彼棘心。棘心夭夭，母氏劬劳。”见于《诗经·邶风·凯风》。棘指酸枣树。

杂草别意

蒺藜

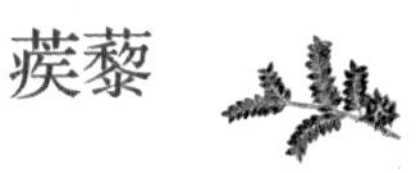

墙有茨，不可埽也。
中冓之言，不可道也。

墙头长满蒺藜草，不可除去根子牢。宫室之中男女事，不可向外对人谈。

“茨”就是蒺藜，因为有刺，在这里被比喻成了深宫大院里华美裘服下隐藏着的丑态。诗人以墙头上的蒺藜草起兴，欲言又止，极尽讽刺幽默，细细读来像一幅漫画，挠着人的神经末梢，不定时地引发一阵阵的风疙瘩和刺痒。

蒺藜秧秧路边长，身上痒痒喝二两。在我们鄂西北，荒坡、沙地、墙头到处都是。没人叫它蒺藜，都叫拦路虎或者蒺藜狗子，因为一身刺，像个不学无术的刺儿头，爱惹是生非，到哪儿都不招人待见。农村人谁没有被它伤过呢。古书上说蒺藜的老家在西北，长安城里最多，老百姓为了防止蒺藜扎脚，出门只好穿着一种厚底的

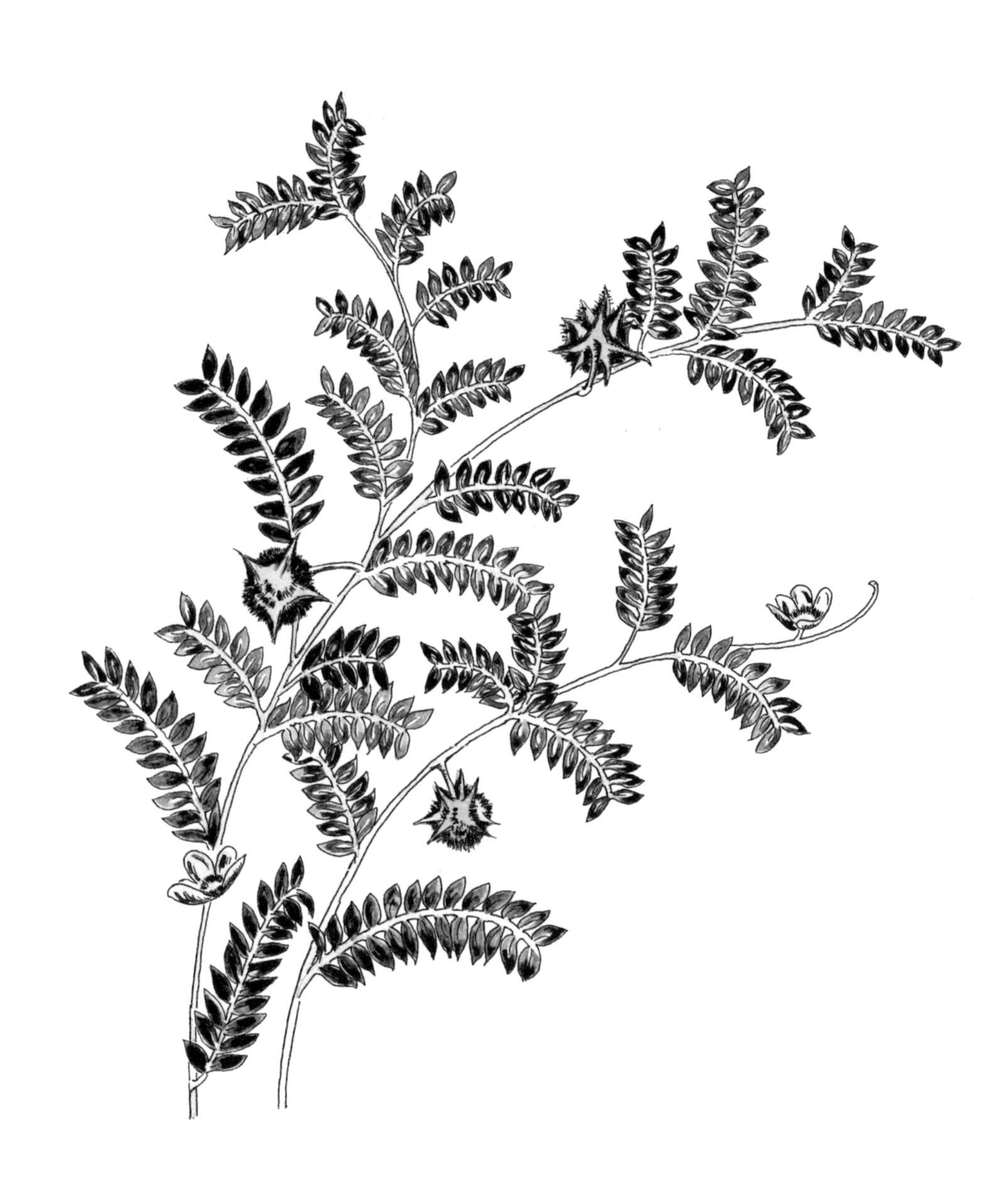

木鞋。然后，这种特殊的鞋传到日本后，日本人非常喜欢，才有了现在的木屐。看样子日本的蒺藜草也特别多。

四哥小时候最调皮，迷恋武术，经常舞枪弄棒不说，还爱捡一大把蒺藜狗子放在兜里当暗器。有一次误伤了队长的儿子皮蛋。皮蛋妈是媒婆，她拉着鼻青脸肿的皮蛋在我们家院子里大喊大叫："种瓜得瓜，种豆得豆，种桃种李有果还有荫，你们家种的是蒺藜，个个孩子都长刺……"因为这件事，四哥挨了父亲和母亲一顿好揍，还殃及我们也受了一次严厉的批评教育。

蒺藜有两种，一种开豌豆样小花，黄紫色，结荚生籽，籽很小，深棕色、肾形，像显微镜下的红细胞，因最早见于同洲沙苑牧马处的草地上，所以叫沙苑子，用来补肾。另一种开小黄花，结青白色小果，长三角四刺，像显微镜下病毒细胞的，就是刺蒺藜。相比之下，刺蒺藜更有意思，用得也多。

蒺藜草其实并不难看，叶片对称，像皂荚叶子，还有几分可爱。春天快要结束的时候，它才偷偷地从土里钻出来。小巧的叶子，头挨着头，肩并着肩，贴着地面轻轻地长，像一片片绿色的羽毛。盛夏，开花了，黄色的小花，从叶子的腋下拱出来，低低的，像是开给自己看。秋天，结果了，疙疙瘩瘩的，三个角，四根小刺，真是太丑了，赶快藏在叶子下面吧。这时候，不知道从哪儿钻出来一个赤膊赤脚的孩子，"啊！蒺藜狗子！"一声尖叫。还是惹事了！有锋芒的家伙怎么藏也是藏不住的。难怪英国的博物学家在

《杂草的故事》里说，所谓杂草，就是生的位置不对。

采刺蒺藜最好的日子是七月七，牛郎织女相会的日子，大约是取其谐音吉利之意。炮炙蒺藜也有讲究。先是洗净，然后上笼蒸，从午时蒸到酉时，取出晾干。然后在木臼中舂，把皮上的刺舂尽，用黄酒拌匀再蒸。还是午时到酉时，再晾干。从中午蒸到傍晚，从心经走到肾经，又舂又打，是要把这个刺儿头的心性给收回来吧。

说到这儿，想起了曾经遇到的一位女病人。这位病人是一位高中语文老师，有文化功底，她描述病情的方式和别人不一样。她说，只要有一股凉风，皮肤就开始发痒，像一群小金鱼在身体里游来游去，金色的，红色的，白色的，仰着头，张着苍白的小嘴巴，呼来吸去，吸去呼来。听她描述，再看看她皮肤上一片片的小疙瘩，让你感觉似乎真的有一群小金鱼在她白皙的皮肤下潜水。第一次，我给她用了蒺藜散，很快就好了，但过几天又开始发作，如此反复。后来在多次的聊天和沟通中才知道做销售经理的丈夫有了外遇，这些日子她一直不痛快。我随即在方中给她添加了逍遥散，后来终于奏效。

杂草治杂病。刺蒺藜除风清热，除了用于皮肤病，还可用于治疗五脏六腑之外的许多杂病，譬如高血压、乳汁不通、目赤翳障、疮癣湿疹之类病证。时珍说刺蒺藜味苦、辛温、无毒。这好比在说一个坏小子，坏只是小坏，总体来说还是好的，还没到违法乱纪的地步。坏小子也有坏小子的用处。

我发现，刺蒺藜用得最好的其实不止医生，还有军师。汉兵奋迅如霹雳，虏骑崩腾畏蒺藜。当年诸葛亮操劳过度，死于蜀魏交兵的边疆，蜀国兵将烧营而走。司马懿知道后感觉机会来了，赶快出兵追赶，想趁势夺城略地。没想到，半路却中了诸葛亮布置的“伏兵之计”，仓皇逃窜。据《晋书》记载，阻碍司马懿进军的“伏兵”，不过是道路上遍布的野草刺蒺藜。蒺藜果坚硬锋利，人踩伤人，马踏伤马，让魏兵不能前进，蜀兵趁机全身而退。诸葛亮对天文地理自然环境了如指掌，算准司马懿会从哪条路追赶，以刺蒺藜为兵卒，死后还打了一场胜仗。这让后人佩服不已，司马懿感慨道：“诸葛亮真天人也！”

另外，军队还借用蒺藜的形状铸铁，打造出各种冷兵器。一种叫“铁蒺藜”，专门撒在敌人要经过的路上，一旦踏入，不死也伤。还有一种叫“铁蒺藜骨朵”，俗称狼牙棒，一头装柄，一头是圆形的铁锤，锤头上全是锐利的尖刺，专给力气大的人用。《三国演义》里的蛮王沙摩柯和《水浒传》里方腊手下两名副将就是用的这种兵器。

有趣的是，刺蒺藜做了许多好事，帮助人类治疗疾病，打了很多胜仗，还是不被待见。从古至今，所有的文学作品里，几乎都给它贴上了一个恶草的标签。《创世纪》里将它作为人类在伊甸园中犯错后的惩罚；《诗经》里是恶草；《楚辞》里也是“江离弃于穷巷兮，蒺藜蔓乎东厢”。就连《本草纲目》里也这样解释蒺藜的由来：

“蒺，疾也；藜，利也；茨，刺也。其刺伤人，甚疾而利也。屈人、止行，皆因其伤人也。”唉，无论如何，伤人就是不行的。这大约和大黄救人无功，人参杀人无罪是一个理儿。

难得的是，爱写杂文的鲁迅先生对蒺藜却有偏爱。看先生的《而已集·答有恒先生》：“问题倒在我自己的落伍。还有一点小事情，就是，我先前的弄‘刀笔’的罚，现在似乎降下来了。种牡丹者得花，种蒺藜者得刺，这是应该的，我毫无怨恨。”先生的文字有战斗性，句句犀利。在先生的眼中，这些蒺藜荆棘之类的杂草，大约就是生长在这广袤大地上的杂文吧。杂草如杂文，如杂曲歌赋，不适合驯养，只适合野生。它们非主流，在正常的旋律和经纬之外，却又别有洞天。正是因为那些刺，时时地刺激和提醒着人类，灵魂才不会麻木和沉睡。

“墙有茨，不可埽也。中冓之言，不可道也。”见于《诗经·鄘风·墙有茨》。茨就是蒺藜。

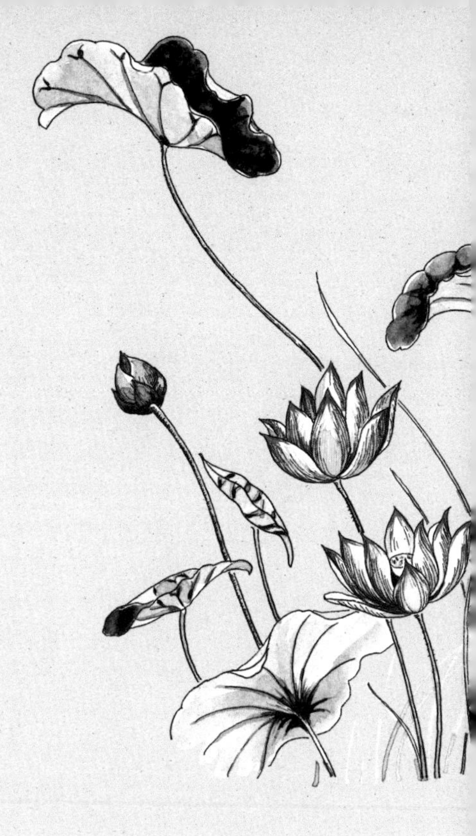

第二辑

步步生莲

每年农历七月七日采莲花七份，八月八日采莲藕八份，九月九日采莲米九份，全部阴干，研末，过筛。瓷瓶封存，早晚各用温酒冲服。坚持服用，美如芙蓉仙子。这是把一朵洁净的莲移植在了我们的身体之中？

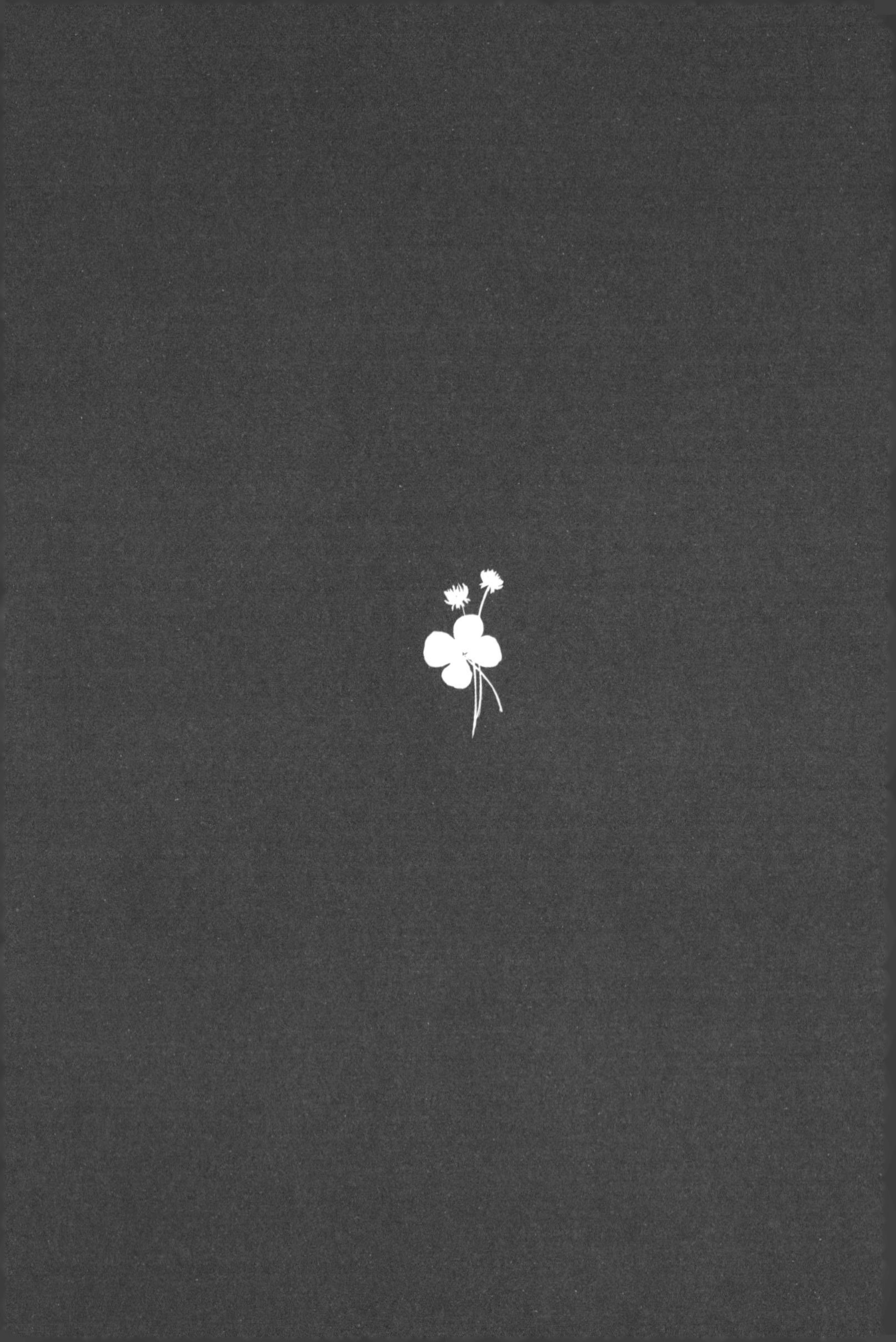

禅真

菟丝子

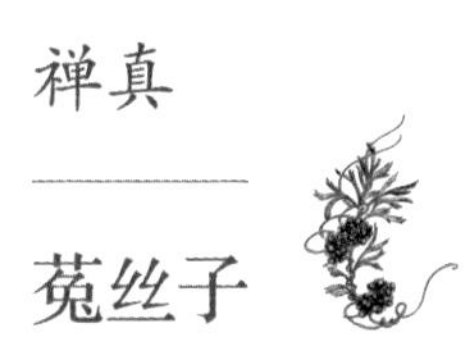

爰采唐矣？沬之乡矣。

云谁之思？美孟姜矣。

到哪儿去采菟丝子？到那卫国的沬邑乡。你的心中想着谁？漂亮人儿是孟姜。

这是一首动人心弦的情歌。“唐”就是菟丝子。君为女萝草，妾作菟丝花。菟丝藤儿在疯长，多情人儿的情丝也在疯长，缠绵悱恻，如痴如醉。

古人说，情不知所起，一往而深。与莫名其妙的感情一样，这个世界总是有很多奇怪的事物，在吸引着我们。蛇没有脚可以走路，鱼没有耳朵可以听声音，蝉没有嘴巴可以鸣叫，菟丝子没有根却可以生长。或许正是因了这许多奇怪和莫名其妙，我们的人生才更丰富，更有意思。

在田野里，因了菟丝子的特别，老远就可以看见。它像一张嫩

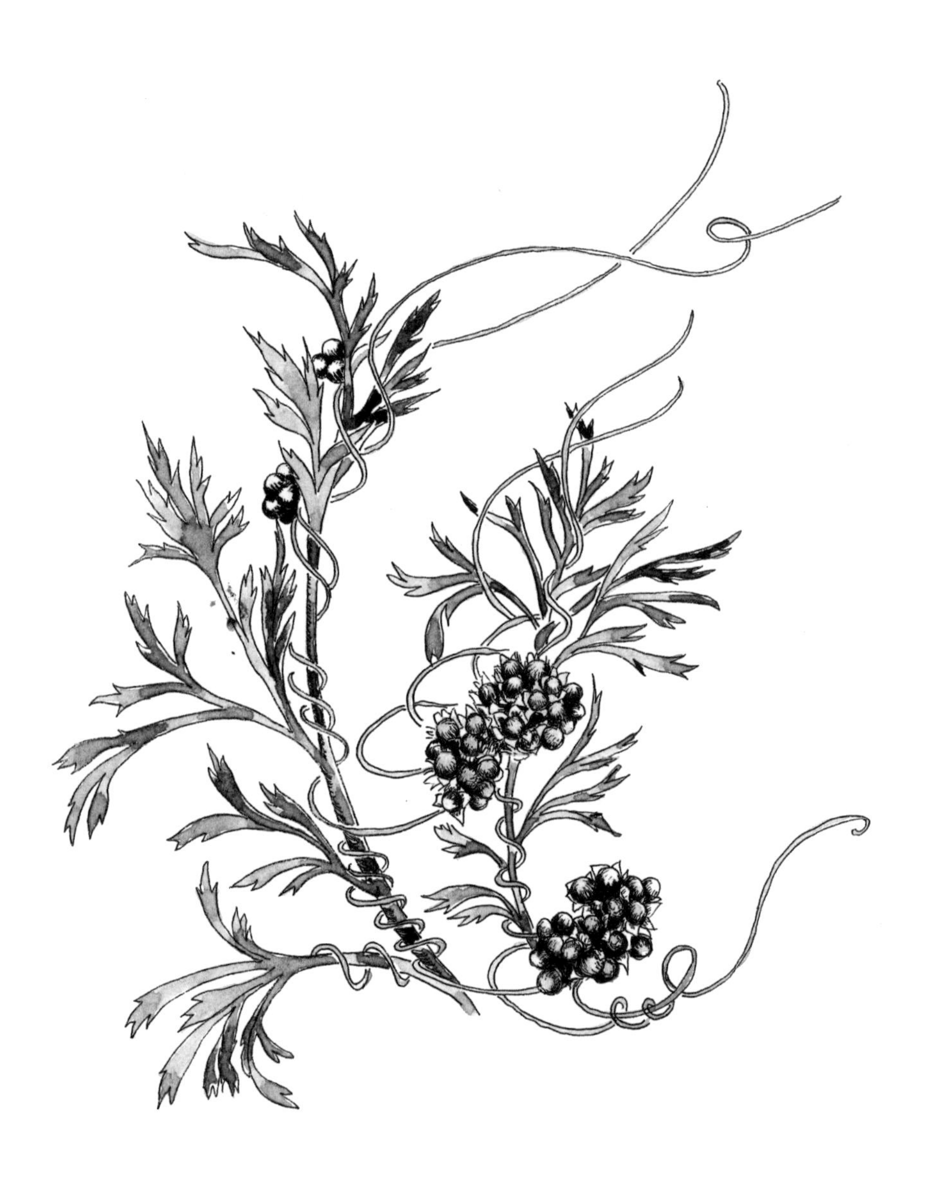

黄色的大网，笼罩在别的草木之上。在它的网下，所有的绿色植物因为缺少阳光和营养，也变成了黄色，苍黄色，非常可怜。要除掉这张网可不容易。话说斩草除根，一般植物只要把根找到，一拔掉或一斩断就完事了。可是菟丝子出生后，只要依附上某株植物，它就把根抛弃了，已经无根可拔。所以，要除掉一株菟丝子，必须把那些连在一起的植物也全部砍掉。

儿时，在老家的后院，我曾经特意观察过一株菟丝子完整的生长过程，事实上也是它怎么杀死一株苘麻的过程。

那是晚春，苘麻已经有半人高，在打黄色的花苞，菟丝子的嫩芽从土里钻了出来，其实不是嫩芽，就是一根茎，一条黄色的细线，微微的卷曲，弓形向上，像少女淡黄的卷发，非常漂亮。也就是两三天的时间，它就找准了目标，一株漂亮的苘麻。不管苘麻同不同意，细线一样的菟丝藤就开始执着地顺着苘麻的根往上攀缘，逆时针，一丝不苟，专注而深情。六七天的光景，等到苘麻反应过来的时候，菟丝藤已经把自己的根丢弃，在苘麻的茎上安营扎寨，长出了吸盘和吸管。接下来的事情就更由不得苘麻了。菟丝藤飞快地爬行、缠绕，很快就用一张天罗地网把苘麻给包裹了起来，花朵、叶子、根茎，到处长满了菟丝子的吸盘。阳光被遮挡，营养被吸走，肢体被缠住，苘麻的呼吸一天比一天困难，叶子在变黄，花瓣在脱落，苘果在萎谢。这个时候，菟丝子自己却开花了，洁白的小花朵，一串串开在光秃秃的梗上，又唐突又好笑。可花朵毕竟还是可爱的，路过的人都忍不住多看几眼。“这个杂种还会开花！”看过后还不忘恨恨地骂上一句。

很多年后，我才发现，也许我们的理解和想法完全是错误的，有些习以为常的表象并不能代替事实。据科学家研究，植物之间是有感觉和通讯方式的，特别是寄生植物。譬如，把菟丝子放在一株番茄和一株小麦之间，菟丝子会毫不犹豫地爬向番茄，因为它喜欢番茄的气味。当菟丝子的吸盘和番茄连在一起后，它们之间就会有信使 RNA 发送指令，比如应该制造哪些蛋白质等等，自此，开始共同分享基因信息。

看到这些，我才知道，被菟丝子缠绕的植物从始至终就是明白的，它们一直在交流在互动在分享。也许，菟丝子从一开始就在做最深情的告白；也许，那株苘麻一直是高兴的，甚至还有偷偷地欢喜；也许，在那么多相互依偎的夜晚它们早就立下甜蜜的誓言；也许，当苘麻死掉以后，菟丝子是痛苦、忧伤和孤寂的；也许，正是因为这孤寂，它的网才越织越大。一张寂寞的大网，它不停地开花，密密麻麻的，从夏末一直开到秋冬，然后迫不及待地结籽。籽如芥子，很小，很小，但是很多。千粒万粒，深情饱满的样子。自此，它终于完成了让子孙延续的使命。安静、收梢、谢幕。

很多次，我去扯那些菟丝藤，想把它们从苘麻上扯下来。父亲看见了，说：“莫扯，这菟丝子又没在田地里面，不碍事，留到秋后当药。”

我很诧异：这磨缠人的东西还能当药？

道学家葛洪爱用菟丝子。他用菟丝子做仙方：一斗酒浸泡一斗菟丝子，晒干后再浸，再晒，直到一斗酒用完，把菟丝子捣成碎末。每次用酒冲服二钱，一天两次。治腰膝痛，明目抗衰。他在《抱朴子》中详细解释了菟丝子名称的由来：菟丝初生之根，其形似菟。掘取剋其血，以和此丹，服之立变化，任意所作也。则菟丝之名因此也。人服后立能变化，是什么变化呢？大约就是和菟丝子一样冷静、执着，认准的事情就勇往直前，无所畏惧吧。

我在临床上用菟丝子用得最多的则是给孕妇。做什么呢？保胎。药只有四味，菟丝子、桑寄生、续断和阿胶。这四味药很特别，组成的方子也很有意思。菟丝子和桑寄生，都是没有根的寄生植物，可以帮助胎儿从母体吸取营养。续断，为多年生草本植物川续断的根，因能“续折接骨”而得名。顾名思义，把断了的东西接起来，如骨折或滑胎。阿胶为驴皮熬制，可补血。这阿胶还有一层意思，那就是驴的妊娠期大约为一年，用在此处自然也希望胎儿能在母腹中呆久些，不要急着出来。瞧，这哪里是药方，完全是在做文章呢。这个方子叫寿胎丸，出自清代医家张锡纯，专用于补肾安胎。

很多要溜走的小宝宝，就这样被菟丝子的大网给网住了。或许，我们人类的繁衍，缺少的正是菟丝子那样的顽强、坚韧和勇气吧。

有次和朋友去鹿门寺游玩，一位年轻的僧人陪同爬山。靠近庞德公采药栖身洞时，突然看见山涧中有一片金黄色的藤蔓如一大朵黄色的云，端坐丛林之上，在夕阳下光芒四射。“是菟丝子吧！”我一声惊呼。年轻的僧人点头，微笑着说：“是菟丝子，也叫禅真。”

禅真！菟丝子还有这样一个超凡脱俗的名字！我还真不知道呢。

所有的事物都有两面性。禅真即佛相。佛说，一切众生都有成佛的德相，因心有妄想、执着、分别而不能证得。证得是需要修行的。菟丝子如一尾蚕，源源不断地吐丝，不自缚，却独辟蹊径。也许，就是因为它把生命的繁衍变成了一种姿态，一种魄力，一种凌驾于万物之上的气势，所有高的、矮的、漂亮的、高贵的，全都因这气势而低下了头。所以，它修得了正果。

“爰采唐矣？沬之乡矣。云谁之思？美孟姜矣。”见于《诗经·鄘风·桑中》，唐即菟丝子。

簸箕星下凡

桑

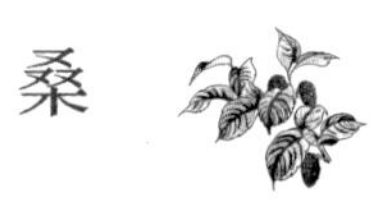

维桑与梓，必恭敬止。
靡瞻匪父，靡依匪母。

想到桑树梓树，我总是毕恭毕敬。我尊敬的只是父亲，依恋的只是母亲。

据说这是一个儿子被听信了谗言的父亲放逐，在流浪途中留下的幽怨哀伤。我相信，在这幽怨的背后，更多的一定是思念，对家乡和亲人的思念。

一个村庄，一定是先有了树，才有烟火。而这最早出现的两棵树，一定是桑树和梓树。梓树高大挺拔、端庄威仪，吸收着太阳的光芒；桑树枝繁叶茂、婀娜婆娑，吸收着月亮的光芒。到了后来，这些光芒就融合在一起，变成了一缕一缕的烟火。

清明节，我带着女儿回老家。女儿一路上叽叽喳喳地很开心，因为爱养蚕，走之前我曾许诺送她一棵小桑树。走到村旁的小河

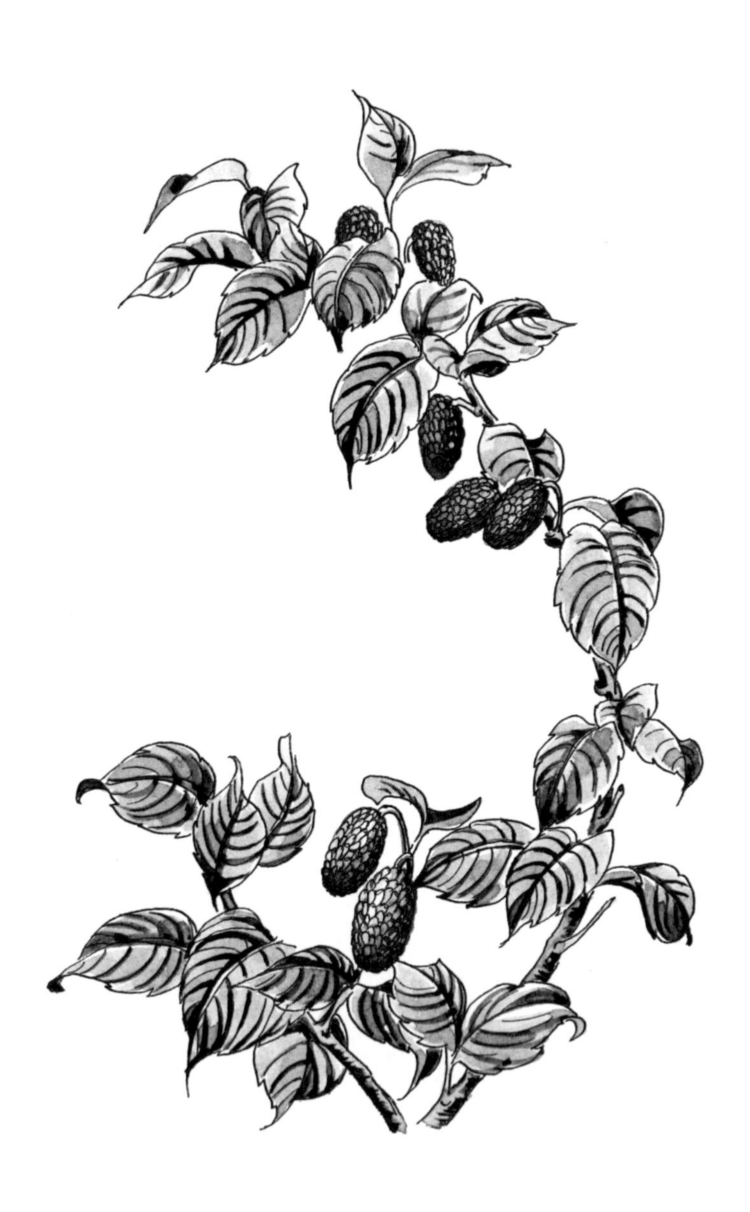

边，女儿突然不走了，她被一棵树迷住了。那正是一棵桑树。一株清奇古怪的歪脖子大桑树。枝叶浓郁，树根粗粝，一半藏在土中，一半裸露着，树身子斜卧在河水上方的半空中。远远望去，就像一只大鸟蹲在天地之间。一只守望着什么的大鸟。

河水从汉江流来，非常清澈。奇怪的是，歪脖子桑的树影，落在水中，却不歪了，反而特别端庄秀丽。这水中有落花，有桑果，还有叶片，鱼儿成群结队，穿梭不停。透过阳光看树影中的那些枝叶，影影绰绰，波光粼粼，似乎藏着许多被人忽略或者隐秘的事物。

这株歪脖子桑树还是老外公种的，当年沿河种了一圈，现仅剩下一株，成为元老级的纪念。那个年代种桑树是有讲究的：一是要有活水；二是朝向东方，光线充足；三是在树窝里埋上几块龟甲，这样树就不会生虫，还会越来越茂盛。在河流对面的山坡上，还有一块田叫作桑田。那还是更早时种过桑树的一块大田。它的命运更糟糕，现在已经变成一块墓地。是真正的沧海桑田吧。人间有了桑梓，才有了男耕女织。《诗经》里一百多种植物，桑出现的次数最多。可惜，那个家家桑田，户户养蚕的时代早已悄然而逝。

外公是个老中医，嘴阔，胡子长，眼睛大，眼珠子转起来骨碌碌地，在方圆百里很有些名气。唯一的缺点是爱吹牛。他最喜欢的树就是桑树。宁要一亩桑，不要十亩荒。老外公说。他还说当年尧就是在一棵桑树下把天下禅让给了舜，刘备家东门外若不是有一棵好桑，他一个卖草鞋的凭什么名垂青史？总之，桑是古桑，桑是神桑，是天上的簸箕星下凡。如今，我想在后院巴掌大的地方给女儿种一株小桑树，供她娱乐养蚕，老外公若是泉下有知，一定又会抖着胡子骂人，用大眼睛瞪我。

外公喜欢桑树是有原因的，用桑树治病是他的拿手好戏。当年娶外婆时他就吹牛："只要有一棵桑树，这辈子我就能保证你衣食无忧。"外婆说："你外公啊，就是用一棵桑把我骗来了。"

别说，老外公治病还真有几把刷子。当然，这几把刷子都离不开桑树。

老外公会用一把桑柴火治"搭背"。桑柴火就是桑枝，干枯的桑树枝。"搭背"是一种毒疮，皮肉烂得像蜂窝，治不好就要人命。项羽的师傅范增就是因为这个病丢了性命，《水浒传》里的宋江也得过这病。怎么治呢？先把桑枝点燃，再吹灭明火，趁着烟雾在背上做熏灸。一天做两次，一次半小时。灸完后贴上老外公自制的"神仙膏"，不出一个星期，病就好了。"咋这么神？"有人问。"簸箕星下凡呗。"老外公瞪着眼睛说。

一钵桑葚治白发。四月，那些紫黑发亮的桑葚是桑的精华。轻轻地采下来，微研，用白色的棉布把汁液滤出至陶罐。再放入早已用黄酒蒸熟的何首乌和九蒸九晒的熟地黄，在小火上慢慢熬。等到桑葚的汁液只剩下一半时，再加上蜂蜜和黑芝麻，不停地搅拌，直到最后，汤汁黏稠，馨香四溢。这是老外公特制的桑葚膏，滋肝补肾。四季轮回，早晚一勺，专治须发早白、耳鸣、耳聋及各种未老先衰。

一斤桑根治肺痨。桑根就是桑树的根，医书上叫桑白皮。肺痨就是咳嗽咳血，林黛玉得的那个病。怎么治呢？先去找桑根。这桑根，须得十年以上的河畔桑（就是老外公种的那种），刨桑树东侧地下的嫩根一斤，回家后用米泔水泡上三天三夜，然后用铜刀轻轻刮去外面的一层青黄薄皮，再用铜锉锉成细末，入糯米四两，放在文火上慢慢焙干为末。咳血的病人，一次一钱，用米汤温服。老年人若是先咳后喘，脸肿，身上发热，再加上一两地骨皮和半两甘草末，一起喝下，事半功倍。

一树桑叶赛人参。老外公爱喝茶。他的茶只有一种，神仙叶。神仙叶就是桑叶。这桑叶当然也不是随便采的，采桑叶有两个好时辰：一是四月的清晨，采下带着露珠的嫩绿桑叶，阴干，贮存；二是在十月霜降之后，捋下赖在枝头的那最后几片桑叶。这时的桑叶有风骨，硬硬的，簌簌有声，是霜响。人参热补，桑叶清补。时珍曰："桑箕星之精神也，蝉食之称文章，人食之老翁为小童。"蝉吃桑叶能织出锦绣文章，人吃桑叶会返老还童，不是神仙叶么！四月叶和十月叶各一半，再放两朵黄菊花，开水一冲，清澈明亮，甘甜爽口。年轻的神仙和年老的神仙都在茶杯里唱歌跳舞，陪我那好不容易歇下来的老外公聊天。

春取桑枝，夏摘桑葚，秋打霜桑叶，冬炮桑根白皮。一年四季，我都陪着外公在围着桑树打转。歪脖子树在半空中，上不着天，下不着地，别人不敢爬，只有我敢。因为有一次外公悄悄地告诉我，那水很浅，还没有一人高，掉下去也不用怕。我不信，外公就拉着我从河里走了一趟。果然如此。从那以后，这棵歪脖子树就成了我一个人的。采桑叶、桑枝、桑葚果都是我的拿手好戏。每天不上树就手痒，一上树就不想下来。外公说我是“桑树娃娃”。看三国演义里说司马徽在树上采桑，庞统来访，两人一个树上一个树下，竟然聊到天黑，从此视为莫逆。我想，敢情这司马徽和我一样，也是个“桑树娃娃”。

神奇的是，树上还会不停地出现桑耳、桑寄生、桑螵蛸……这些奇奇怪怪的小生物。桑耳是黑色的小木耳；桑寄生是树上长出的寄生植物，形状如小鸟，冬天开花；桑螵蛸是大刀螳螂的卵鞘。每一次发现，就是一次惊喜，点亮平常的日子。这些小东西住在桑树上，耳濡目染，有了桑树的气息，也全成了老外公的药。当然，这些都是老外公的秘籍。如果挨个说下去，怕是三天三夜也说不完。

大约就是因为这株神奇的歪脖子桑树，我迷上了吃桑葚，喝桑茶，迷上了桑树，也迷上了治病，甚至迷上了走一些在别人看来提心吊胆的路。

开轩面场圃，把酒话桑麻。曾有人也依着外公的方子照葫芦画瓢给人看病，却没有效果。他悄悄地托人向老外公打听，老外公也不保守，他哈哈一笑：“你煎药用的柴不对，要用桑柴火。”谁知道老外公是不是又在吹牛呢。

值得一提的是，爱喝桑叶茶的老外公活到了九十一，真的活成了老神仙。

在歪脖子桑树的老根处，我给女儿扯了一根新发的小苗。没想到，这小桑苗第二年竟蹿到了二层楼高，桑叶长了一茬又一茬，自己养的蚕吃不完，还可以摘下送朋友。女儿可开心啦。还挂了几个小桑果，红红的，玛瑙一样，女儿吃了一个，说是天下最好吃的桑葚。女儿哪里知道，我们的小桑树和老公外种的完全没法比。老外公的桑是沧桑，类似于诸葛亮《自表后主》里的那八百株桑。我们的桑不过是柔桑，是诗歌里的陌上桑，无忧无虑，刚刚吐破嫩芽。

“妈妈，为什么桑叶吃到蚕宝宝的肚子里会变成丝呢？”女儿一边喂着蚕宝宝一边甜甜地问。

“簸箕星下凡呗。”我未经思考便脱口而出。

附

“维桑与梓，必恭敬止。靡瞻匪父，靡依匪母。”见于《诗经·小雅·小弁》。

各有各的主张

贝母

陟彼阿丘，言采其蝱。
女子善怀，亦各有行。

爬上阿丘高高的山坡，山坡上采些儿贝母。妇人家纵然多愁易感，谁都有她自己的道路。

这首《载驰》的作者署名许穆夫人，这在《诗经》里极其罕见。因为《诗经》里的诗是采诗官从全国各地采集而来，基本上没有署名。而许穆夫人有三首诗（《竹竿》《泉水》《载驰》）被署上名字并完整地保存在《诗经》里，这一定与她的地位有关。先是卫国的公主，后是许国的国母，这些“金口玉言”，能够被记载下来也就不足为奇。

难得的是，虽然地位高贵，许穆夫人的骨子里却是个真正的诗人。她的诗不端不讳，毫无架子，全是真性情，总是给人意外的惊喜。

《竹竿》和《泉水》，写来写去都是娘家的好：泉水流呀流，这是要到我卫国的淇水呢；竹竿那么细那么长，正好到淇水去钓鱼；家乡的兄弟姐妹七大姑八大姨，都还好吗？有人说，这是最早的乡愁，是东方第一位美女诗人的乡愁。我倒想起了乡下婆婆常骂儿媳妇的那句话："娘家来条狗都是香的！"皇帝家的女儿出嫁做了媳妇也不能例外。

到了《载驰》，画风完全变了，满腹的小女子愁怨变成了巾帼女杰的凌云壮志。我的娘家卫国被夷狄入侵，家破人亡，我要轻车快马即刻回去，许国的大夫君子们，你们不帮助倒也罢了，还派人来阻拦，真是狂妄又愚稚。爬上高高的山冈，只有贝母能解我的忧伤。我要走我自己的路，你们谁也别想拦住我。

谁说女子不如男，巾帼何须让须眉。许穆夫人回到卫国，先安抚百姓，整饬军事，同时又向齐国求援。在齐桓公的帮助下，很快收复了失地。从此，卫国出现了转机，两年后重建都城，恢复地位，一直延续了四百多年。

萱草解忧，贝母解郁。因诗中的卫国在现今河南，诗中的"蝱"便被专家推定为葫芦科的土贝母。蝱，也作莔，都念作萌（méng），在古代通称贝母。土贝为葫芦科的攀缘性蔓生草木，又叫假贝母，遍布全国各地山坡或平地，开白色小碎花，对环境要求也不高。味苦、性寒，常用于散结、消肿、解毒，治疗乳痈、瘰疬、痰核等疾病。

贝母因“形似聚贝子”而得名，其实就是几片“蒜瓣”围在一起，这些小“瓣”圆润肥厚，光滑洁白，看起来就像一个个的小贝壳。《诗经》时代贝母还没有分类，后来才因产地不同渐渐被分为川贝、浙贝、土贝等。

川贝是指产于四川的贝母，因止咳效果特别好而闻名。川贝蒸雪梨，很多小孩都吃过。比较有名的还有贝母散、贝母丸、川贝枇杷膏和蛇胆川贝液。咳嗽的时候不能生气，一生气，气郁化火就麻烦了。林黛玉就是这样。说来也怪，翻遍《红楼梦》，也没有看到贝母。精通医道的曹雪芹为什么没给黛玉试一下贝母呢？是不是曹大才子怕用贝母后咳嗽立马变好，戏唱不下去了？

汶川就有座贝母山，一到春天，野生的贝母遍地开花，特别漂亮。贝母花形态像小百合，一圈一圈地绕着开，不同的是花儿们全低着头，内敛、谦逊、温柔，像要把头低进大地里。看起来很温顺，实际上可不是。当地人说，在汶川地震后的第二年，废墟里最早爬出来的草木里就有贝母。而且那年的贝母绿意盎然，格外汹涌。犹如凡·高的那幅油画《铜花瓶上的皇冠贝母》：深蓝色的背景下，一大束橙色的贝母花恣意怒放，叶条向上，扭曲、挣扎，花朵向下，温暖、坚忍。恰到好处的金色点彩让整个画面布满了星辰大海一样深沉厚重的爱。

用贝母有讲究。做先生，给病人号脉，也要给草木号脉。浮沉迟数、阴阳表里、寒热虚实，草木和人一样，各有各的味道，各有

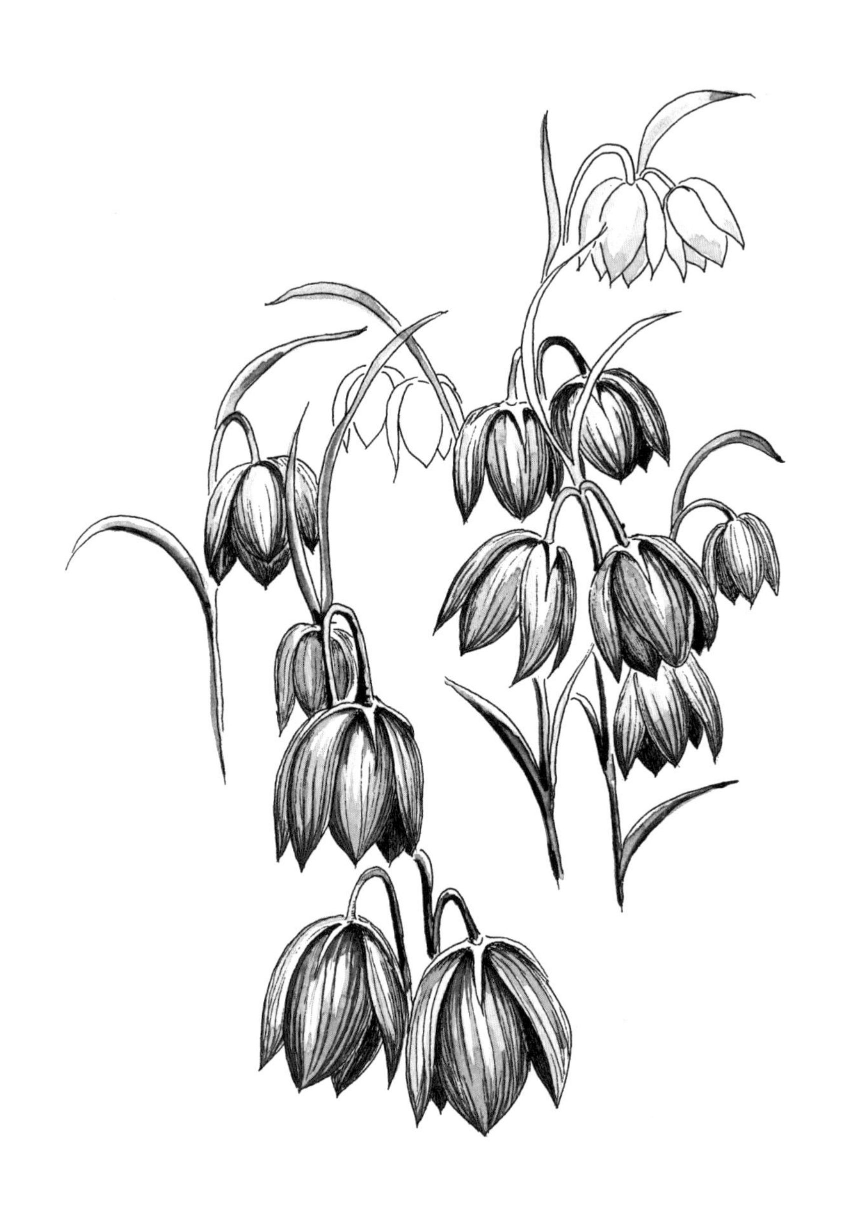

各的个性，各有各的气质。年轻人夏季偶尔受暑，风热咳嗽用浙贝；老人久咳肺虚用川贝；年轻妈妈乳腺发炎用土贝……用药如用兵，排兵暗对仗。用对了是一夫当关万夫莫开，用错了如决堤之水一泻千里。

《本草纲目》里有一个贝母治恶疮的故事，特别有意思。唐代江左有一位商人，很有钱，不幸左臂长了一个大疮，长疮也不奇怪，奇怪的是这个疮长得像人的脸，有眉眼有鼻子还有个大嘴巴。商人很幽默，试着给这个大嘴巴吃食物，它竟然真的吃起来，吃的时候肉还鼓得高高的，商人又把美酒也滴进去，它竟然也喝起来，还咂着嘴巴，脸儿红红的。后来，若是不给它吃东西，它就很生气，让整条胳膊变得麻木，没有一点力气。商人也生气了，开始找名医治疗。医生就试着把治疮的药一样一样地碾碎放进去，谁知金石草木类的清疮药吃了个遍都没用，大嘴巴还越吃越高兴。直到有一天给它放贝母时，它竟然闭着嘴巴，皱着眉头，说什么也不吃。医生高兴了，找了一个小苇筒撬开嘴巴，把贝母水灌了进去。这下可好，没过两天，大疮就痊愈了，连个伤疤都没留下。

这个怪疮叫什么疮，李时珍说他没见过，我当然也没见过。估计是个成精的恶疮。但我想这贝母水，一定用的是大苦大寒的土贝。这几年，有许多专家正在研究土贝对恶性肿瘤的治疗作用，已经取得了很大的进展。消热毒痈肿，散恶血不尽，这是以恶制恶，以毒攻毒吧。

在《景岳全书》里看到一个消肿祛毒的方剂“降痈散”，特别喜欢。它的组成：薄荷一握，野菊花一握，白茅根一握，土贝母半握。这个方剂读起来像诗，让人心神荡漾。方剂是什么，方剂就是处方，是给疾病一个解决问题和处理问题的方法，指明一条道路。

其实，可以握住的不仅仅是这些方子里的繁花盛草，还有命运。当年，许穆夫人采贝母以解忧思，说：“女子善怀，亦各有行。”说得多好啊。植物有植物的主张，小女子有小女子的主张，只要执着勇敢地坚持，谁的命运都可以掌握在自己手中。

“陟彼阿丘，言采其蝱。女子善怀，亦各有行，许人尤之，众稚且狂。”见于《诗经·鄘风·载驰》，蝱即贝母。

石头开花

竹

籊籊竹竿，以钓于淇。
岂不尔思？远莫致之。

钓鱼竹竿细又长，曾经垂钓淇水上。难道不把旧地想，路远无法归故乡。

每一个女人都有两个家，到了婆家思念娘家，到了娘家又放不下婆家。哪怕你是皇帝的女儿也不例外。看到许穆夫人的这首《竹竿》，我就想起了自己的家乡，想起了家乡大地上的那些竹叶一样飘摇的女子。此情可待成追忆，只是当时已惘然。

一

人过了九十，还会不会说话就不重要了。

坡奶奶已经九十三，灰粗布的大褂子，成天蹲在大门墩上，不吭不嗯地，像一块大石头。当然，她远比石头生动灵活。她会走路，会生火做饭，还会干活。上午大儿媳送来了一筐要摘的棉桃，下午小儿媳又送来一筐要剥的花生。太阳底下，棉花和花生都白生生的，晃得人眼花。

她把软软的棉花掏出来，棉壳扔在地上。两只麻花鸡为了棉壳上的一只肉虫打了起来，你啄一下我的脑袋，我啄一下你的尾巴，你追我，我撵你，把棉壳踢得满地滚。坡奶奶不理它们。正在挠痒痒的老黄狗却一骨碌爬了起来，瞪大眼睛张望。有了看热闹的，两只麻花鸡更起劲了，这一只飞上鸡窝，那一只也飞了上去；这一只飞上了猪圈，那一只也追了过来。鸡窝、猪圈、牛圈、狗窝紧紧地挨着，在房子东面排成一排。牛圈里很多年没有牛了，空荡荡的。猪圈里的两头大黑猪还在呼呼，它们把眼睛睁开瞅了瞅，又闭上了。这样的生活与它们无关。

坡奶奶把最后一朵棉花掏尽，慢吞吞地从大门墩上爬了起来。她弯着腰，颠着小脚去墙角找了一根细长细长的竹竿。左边的大牙有点疼，上火了，她想打一把竹叶熬水。她走过鸡窝，走过猪圈，走过狗窝，又往前走了一百米，停了下来。一畦竹子齐刷刷地在向她行注目礼。竹子粗壮、高大，有三四个坡奶奶高。竹叶披在高处，迎着风摇荡。坡奶奶抬起头，眯着眼睛，费力地瞅准一株。细竹竿打了过去，一下、两下、三下……十几下，也没见一片叶子落下来。那些竹叶不听话，故意和她捉迷藏。她打左边，它们跑到右边，她打右边，它们跑到左边。累得气喘吁吁，还是没有一片下来。她低下头来，重重地呼吸，像生气又像认输。这时却有一片叶子被风吹来卷在了脚下，她赶紧捡起来，塞进灰褂子的大口袋。力气又来了。抬起头，看到了脚边的大石头，她把小脚踮起来，试了又试，准备踩上去，最后还是放弃了。不能因为多那一点点高度去冒险。老伴就是因为下大雪的早晨起来喂猪，滑了一跤，摔成脑溢血，三天就走了。其实快点走了倒也不怕，怕的是若骨折或者脑震荡，留下后遗症，麻烦就大了。

吹过竹林的风又吹在她身上，凉幽幽的。说起来，这些竹子还是老伴种的。那时候小两口刚和婆婆分家，日子还是新鲜的。她要种竹，她喜欢竹子，她娘家的山上到处都是竹子。坡也同意。坡说种竹能长寿，再说，竹笋、竹篮、竹筐、竹椅、竹床……乡下人哪里离得开这些东西呢。她喜滋滋地回娘家挖竹根。原计划是一百株，可最后只种了九十五株。坡说，九五是九五之尊，是皇帝。我们当不了皇上，就让这些竹子当吧。她很开心地点了点头。没想到，跛了一条腿的坡还懂得这么多道道。第一次跟着媒人去相亲时，看他发稀毛黄，一条腿长一条腿短，心里就有了疙瘩。原来，这些并不影响过日子。

太阳已经把身子藏了起来，这一把竹叶用了坡奶奶小半天的时光。当然，就算再长点也不怕，坡奶奶有的是时间。刚把竹叶水熬好，队长就踱着方步过来了。队长一来，坡奶奶就明白了，晚上要开大会。

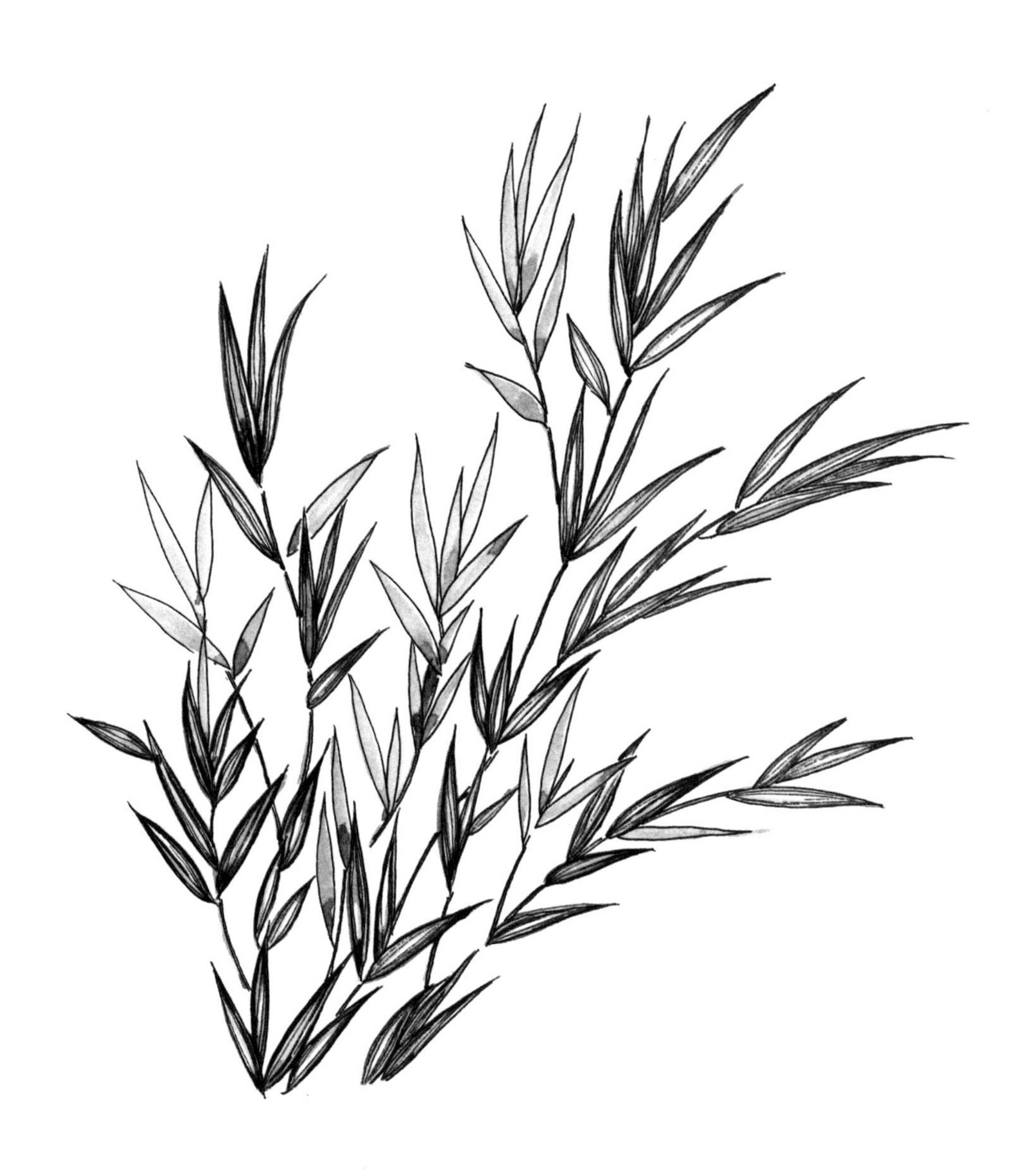

二

坡奶奶开始烧开水。舀水的声音大，烧火的动静也大，生怕别人不知道似的。她喜欢开会，喜欢这样的热闹。会是在竹林里开，老规矩了。林子里有五十四块石头，也是五十四个凳子，一家一个。这个主意也是老头子坡想出来的。有一次开大会，全村子的人都挤在村长家，个个汗流浃背。跛着一条腿的坡被挤到了墙角的鸡笼上，扑通一声，鸡窝塌了，几十只鸡一窝蜂地跳起来。全村的人慌着抓鸡。鸡抓完了，村长就开始骂人。骂了一句、两句、三句、四句，坡不吭声，骂到第五句的时候坡就回了一句。村长说，鸭子死了嘴壳子硬，下次开会到你家，不把你家的鸡笼压塌我算王八蛋。坡说，到我家就到我家，你要是不去你算王八。村长这是在呛坡呢，知道他家房子又小又破，搁张桌子都转不过身，还能容五六十人！

转眼又开大会，队长还真来了，一个村子的促狭鬼都等着看坡的笑话呢。坡踮着一只脚站在院子里，不吭身，用手指了指竹林。留给村长的是一块光滑的大石头，排在最前面。往下是村支书、会计和妇女主任，再往下是五十四户村民的。一排一排整整齐齐地摆在竹林里。有月光有风还有凉茶。村长咧着嘴巴笑了，说你这个死跛子还真有一套。从那以后，竹林就成了村会议室，大会小会都在这儿开。村长开会的时候，坡奶奶坐在自己门口的石墩上，笑盈盈地，那天晚上的老头子，在她的眼里威风凛凛，比村长还要风光。

自从过了九十，开会时村长就搬了块大石头让坡奶奶也坐在前排，像村支书一样。因为村子里活到九十的她是独一枚，过了九十国家就开始给坡奶奶发工资，一百零八元，不多也不少，足够坡奶奶吃。这是坡奶奶的荣耀，也是村长的荣耀。坡奶奶从容地坐在那里，也没觉得有什么不适。活了这么大一把年纪，对什么位置已经没有感觉。她不说话，不发言、不摇头也不摆头，好像这个世界与她无关。她听村长扯着嗓门讲话，她听会计细声细气地念账本，她听社员们窃窃私语。她的目光定格在脚旁一棵碗口粗的竹子上，竹子笔直向上，很坚持自我的样子。坡奶奶也镇定自若，不卑不亢，那姿态里竟然有一些清高和骄傲。竹子们也不说话，可是它们在笑，竹叶在空中笑得一颤一颤的。或许因为村长的话，或许不是。只有在枝头跳来跳去叽叽喳喳的麻雀们发现，竹子们笑着笑着又长高了一截。

会散场了，麻雀们也安静了。只有老大和老二留住了脚步。老大要把一筐子棉花提回去。老二呢，看一筐子花生还是原样放着，眉头皱了一下。他说芝麻三个月了还在吐，吃啥吐啥。芝麻是他的儿媳妇，是坡奶奶的孙媳妇。坡奶奶不吭气，颠着小脚去墙角拿竹竿，进了西边的偏房。偏房是个储藏室，里面放着一溜腌菜坛子。坛子往上是一溜一溜的塑料袋，花花绿绿的，悬吊在半空中，吊起来是为了防鼠。坡奶奶用竹竿顶下一个红色的塑料袋。袋子上落了一层灰，坡奶奶拍了又拍，才把袋子解开。解开袋子，里面是白色的竹茹，絮絮的，柔软芬芳。竹茹是用钢刀刮下的青秆竹中间层，可以止妊娠呕吐。大媳妇怀孕害口和二媳妇怀孕害口，坡奶奶都是用这个加上红枣来给她们熬水喝，现在又轮到了孙媳妇。坡奶奶心里是喜欢的，她早就准备了这一份。

坡奶奶会看许多小毛病。村子里大人小孩有小问题了都喜欢来找她。那些袋子里挂的都是她的宝贝。积食了有鸡内金和山楂，孩子出疹子有荆芥和薄荷，妇女来月经肚子疼有艾和益母草……并没有人教过，是她靠生活的积累，天长日久的记忆以及乡下人的经历和磨砺所得。她还会绣鞋底，会剪窗花，会剪十二生肖和花鸟虫鱼，有次一个城里来的专家说她的窗花剪这么好，可以申请什么非遗。她并不理会。对她来说，这些不过是最基本的生存小技能。老头子活着的时候会打铁，会打刀、剪、锄、铲等一切用具，那才叫技术，自己和他比简直差远了。冬天的时候，老头子喜欢在院子里弄一个火盆，烧一个很大的槐树疙瘩，从早烧到晚。她坐在东边拉鞋底，老头子在西边打铁，到处热烘烘的，那样的时光再多她也不会厌烦。

三

二儿子拿了竹茹也不走，反而坐了下来。他要和母亲商量个事。什么事呢？二儿子想用这些竹子酿酒。他说清明前趁竹节还没长硬时用加压器把粮食酒注进新鲜的竹节，酒就会和竹子一起生长，变成碧绿碧绿的青酒。到了冬天，竹子一砍，就是一节一节的宝贝。十几元的粮食酒变成了一百多元的原生态竹叶青。一株只算一瓶，这一片竹林就是一万多呢。老二在开农家乐。他想靠这酒和有机菜搞出点名堂来。

坡奶奶不同意，眼睛瞪着老二，把头摇过来又摇过去，像拨浪鼓。

老二说怕什么，这些竹子砍了还能再种，越种越旺。

坡奶奶还是摇头。

“我也不同意。”老大不知道也从哪儿钻了出来。

老二不说话，扭头就走。

这哥俩的矛盾不是一天两天了。老大书读得少，一直在家刨地。老大庄稼活好，种地比别人种得漂亮，他看不惯老二的懒散。老二高中毕业没考上大学，在城里一个塑料厂打工。一个月回来一次，回来后坡奶奶就赶紧给他炖鸡汤。老大不高兴，说他成天在外面吊儿郎当，回来了还惯着。没过几年老二下岗，又回到了家里，这更成了老大的把柄。老二回来了也不好好种地，他先是养鸡，遇到了禽流感，后来养鱼，被人下了药，再后来种草莓，开农家乐。

有半年的时间老二没有登坡奶奶的门。

坡奶奶要过九十三大寿了。老大说他来办，接村子的老老少少在家里快活一天。老二不乐意，他说：“你办你在哪儿办，你们家有那么大的灶？”老大说：“我没有我会租，我还会去下馆子。”老二说：“我看你是疯了，家里有现成的酒馆你还要出去喝酒。”

两兄弟又吵起来了。各算各的账。老太太过大寿，是村里乡里镇上的荣耀，村长乡长镇长都会参加。来客自然不会空手，这礼钱除过办酒席，肯定还有富余。老大和老二让老太太拿主意。坡奶奶比画着，我哪儿也不去，就在家里过。电视上不是流行小碗菜自助餐吗？端了碗就在竹林吃。

老大和老二不吭声了。村长说，寿星为大，按寿星的意思办。

俩兄弟被允许共同操办，前所未有的默契。一个炒菜，一个端菜。一场别开生面的竹林宴成全了九十三岁的坡奶奶。全村子的人都向坡奶奶敬酒，坡奶奶红光满面，一杯接一杯地喝。开心极了。

第二天早上，人们发现坡奶奶永远地醉倒在了竹林里。

坡奶奶走后的三七，那些竹子竟然开花了，很细很碎的白色小花，絮絮的。这是要结竹米了呢。古人说竹米是凤凰之食，因凤凰“非梧桐不止，非练实不食，非醴泉不饮”。乡下人并不懂得这些，只知道竹子开花不容易，有的要十年、五十年甚至一百年。村子里的人说，这是坡奶奶在说话呢。

坡奶奶是个哑巴，憋了一辈子，到了那边，总算能开口了。

“籊籊竹竿，以钓于淇。岂不尔思？远莫致之。”见于《诗经·卫风·竹竿》。

永以为好

木瓜

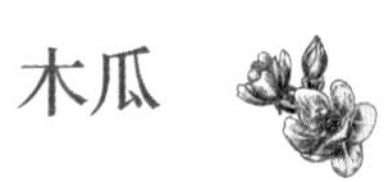

投我以木瓜，报之以琼琚。
匪报也，永以为好也。

她送我木瓜，我拿佩玉来报答。不是来报答，表示永远爱着她。

这是一枚饱含着浓情蜜意的木瓜，香气弥漫了上下几千年。

大约是香味难描，爱画木瓜的不多，我知道的只有八大山人和扬州八怪之一的边寿民。边寿民画中木瓜不过三两枚，横卧在浅口定窑瓷盘中，胖墩墩的，满面憨态，笨拙可爱。有趣的还有题字：“久而愈香，得一两枚，便足了一冬事矣。”

欲买双琼瑶，惭无一木瓜。文人风雅，知足常乐。一本书、一杯茶，若是书斋案头再加上一盘清供，便是人生好时节。清供可为盆景、插花、古玩或时令水果。水果清供最多的便是木瓜。因木瓜经放，质地结实紧密，坚硬如骨，可放几个月不变质。气味呢，也特别好闻，淡淡的香，软软的甜，清香四溢，沁人心脾。日子久了，这木瓜得了人气和文气氤氲浸润，有了风骨，便似君子遇红袖，气息相通，须臾也不愿离开。

儿时一外地药商送父亲一枚木瓜，父亲如获至宝，日日把玩不说，夜间也放于枕畔。偶尔高兴时才会拿出来让我们嗅一嗅，问香不香。等我们用手接时，他却一把夺了回去，大声说："汗！手上有汗！"父亲说佛手忌醉鼻，木瓜忌出汗，汗手不能摸，一摸便会坏。其实，我们手上哪有汗呢，要说汗，倒是被他吓出了一身冷汗。

小孩子不能摸，而他自己呢，却是天天抱着不撒手。有时边把玩边说，若是能有一棵木瓜树就好了，树枝可以做龙头拐杖，还能做脚盆。这盆用了，祛湿，脚不臭，不得脚气。这拐杖用了，利筋脉，得精神，长寿。问父亲为什么？他摇头晃脑地说木瓜一尺一百二十一节。再问，就不理不睬了。

多年以后，看《齐民要术》中记载："木瓜，子可藏，枝可为数号，一尺百二十节。"一尺长的木瓜枝竟有一百二十个树节，难怪可以舒络活血，畅通筋脉。

那时候，鄂西北少有木瓜树，更别说我们襄阳这个小城了。在我心中，这木瓜树便和檀香、黄花梨木一样精贵。

然而近两年，仿佛一夜之间，襄阳城就被木瓜树包围了。几条出城的大街景观带上都种满了蔷薇科的光皮木瓜或者皱皮木瓜，木瓜成了风景树。春天是粉红色的小花；夏季青果累累；霜降之后，叶子变红，果实变黄，芳香流连，美不胜收。一开始，有许多大人和小孩闻着香味去采，后来发现这大瓜中看不中吃，酸涩不说，使劲咬一口能把大门牙崩掉。渐渐地，就无人采摘，入冬时，木瓜掉落满地，骨碌碌滚得到处都是。一个远房亲戚知道这木瓜是药，拾了几麻袋给父亲送来。这些拾来的木瓜因为落地后风吹雨打，布满灰褐色的斑点，像一张张风烛残年的老花脸。父亲摸着这花木瓜直跺脚："造孽呀造孽，简直是暴殄天物！"

家里有了这一大堆木瓜可了不得，一开门就是满鼻子香。不过，这香气并不浓郁，是淡淡的，淡如轻风，清甜如乳，再多也不会让人腻味。

父亲却着急了，他说："这样闻可不行，要赶紧处理。"因为木瓜味道闻多了会肚子疼，小便不通。关于这事还有个典故：清朝时，有一艘朝廷官船途经金陵，船员们被木瓜的芳香吸引，便购买了数百个放船上准备带走。没过几天，全船人都解不出小便，痛苦不堪。用了很多方法都没用，后来请了当时安徽名医郑奠一上船诊治。郑名医上船一看，船上到处是木瓜，笑着说，把这些东西搬走就好了。果然，木瓜一下船，病就好了。

这是为什么呢？父亲说："木瓜得木之正气，味酸，酸主收涩，敛气过度导致尿闭。"酸涩收敛，是在做减法呢。这木瓜若是人，当是中年以后，过了风霜，看透的多，放下的也多，日子越过越

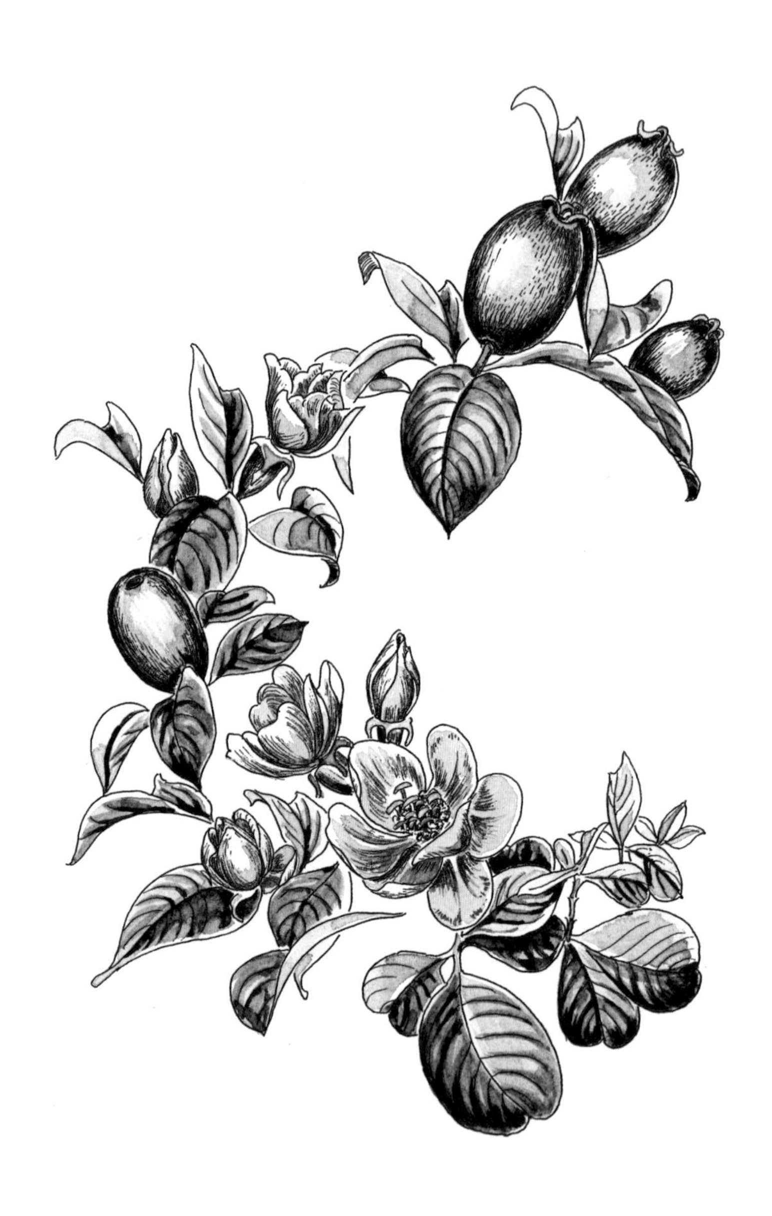

简单。

在一个冬日阳光灿烂的午后，我开始炮制木瓜。清水洗净，浸泡润透，再上笼清蒸，几个时辰后，趁热切成薄片。晾干。

切木瓜不能用铁器，要用铜刀，越薄越好。刀刃落在木瓜上，硬硬的，有响动，若风，若骨，若霜，有金石声。

父亲说最好的方法是用黄牛乳汁拌匀蒸制。可现在哪里还有黄牛乳呢。

几度折腾之后，一个个又圆又大的木瓜，变成了一片片薄如云翳的瓜瓣。晚霞般的金黄变成了深沉的红褐色。

这些瓜片，一半放入中药房，一半用来酿酒。

木瓜入酒得木心，也得人心。酒变琥珀色，尽得瓜乳香。木瓜片在酒酿中如焰火腾空，舒缓地释放出最后的优美。这是酒也是药，祛风湿，除麻木，通关节活筋脉。这当是木瓜在献出最后的爱与情意。

父亲说，木瓜酒不要轻易送人，要送给对路的，送给懂得的人。我看父亲最爱送的只有两个，一个是村头小学校长田秀生，一个是会说书的瞎舅爷。这俩人都是文化人，是和父亲气息相投，随时可以碰杯的老友。

中国的文人身体里是有一种东西的，这是从孔子、孟子、庄子、老子、墨子……这些老骨头里一脉相承，流传而来。他们是一种精神，一种气象，是坚硬的，也是柔软的。若给一个名字，我想便是木心。木瓜之心，木铎之心。大作家木心的笔名大约也是缘于此吧。

前几天文友聚会，有两位女友悄悄地问我，听说木瓜可以丰胸，我们吃了好多怎么没用？我笑了。她们吃的是番木瓜，番木瓜为番木瓜科水果，的确含有木瓜酶、维生素C等多种营养成分，产妇吃了可以催乳，但和乳腺组织的发育完全无关。而中药房里的蔷薇科木瓜倒是可以舒筋活络、和胃化湿，但也不能丰胸。所以，说木瓜丰胸完全没有依据，估计是受了安禄山木瓜掷肥贵妃乳的误导。

女友们竟全然不信，反而怪我不舍得。

“那好吧，我送你们一人一瓶木瓜酒。”我说。

我没有告诉她们，这木瓜酒，还可以转筋。专治一根筋。当然，这木瓜酒也不能多喝，喝多了肚子疼，再多了，还会起反作用，会损坏牙齿和骨头。

“投我以木瓜，报之以琼琚。匪报也，永以为好也。”见于《诗经·卫风·木瓜》。

失笑散

香蒲

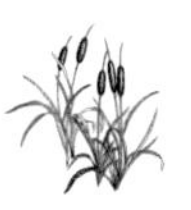

扬之水，不流束蒲。
彼其之子，不与我戍许。

河流中的水再湍急啊，也带不走成捆的蒲枝。那远方的人儿啊，也不能与我共守城池。

这是蚀骨的思念。驻守边防的丈夫，独自伫立在河畔，看着缓缓的流水，想起远方的妻子。多想割一捆蒲草，让河流带去我的忧思。可惜，流水载不动这份沉重。

人生多寒露，蒲草畏秋风。香蒲多生长在乡下，在僻静的小池塘边，在寂寞的沼泽深处，慰藉着幽幽的旧时光。

春水刚醒，香蒲也从河边的沼泽里钻了出来，没几天就蔚然深碧，秀丽端庄。日子宣纸一样悠远，村落沉静，蒲草们默默地倚在一隅，遥遥相望。蒲厘花开的时候才有意思，鼓杵一样的花朵，厚重、坚实、有力，不时地敲打着黑夜，敲打着迷茫而混沌的乡村幕布。

村子最北头的瞎舅爷，天还没亮就爬起来了。他要编蒲叶。对他来说，白天和黑夜并没有什么不同。他闭着眼睛编各种器物：装米装面的蒲篓、蒲扇、凉席、蓑衣、蒲团、蒲包，青蛙、蜻蜓或蚂蚱，编什么像什么。尤其是蒲团，光滑鲜亮，外紧内松，越坐越舒服。瞎舅爷的蒲团不卖，只送给对劲的人和寺庙。舅爷说，香蒲是通灵之物，僧人在蒲团上念经坐禅，可以早日修成正果。当然，也有一点私心，瞎舅爷让僧人们帮他念经，保佑他下辈子睁开眼睛就能看到阳光。

瞎舅奶奶叫疤子。身材还不错，可惜全身都是疤痕，三岁时不小心掉进火盆里烧的。手和脸最严重。有一只手四个指头连在一起，像个榔头。脸上也是一个大疤，有巴掌大，从左边额头开始，一直扯到右边脖子，扯得口歪眼斜，头也只能偏向一侧。有的孩子胆小，猛一看会吓哭。逢热集，就看到瞎舅爷和疤子奶一起去卖草货。卖出了钱，就去买东西。疤奶奶爱美，有了闲钱就去买衣服，全是大红大绿的，很俗，但是新潮。疤奶奶每次穿上新衣服就在瞎舅爷跟前转一圈，问漂亮不？瞎舅爷就点头说漂亮。我们说瞎舅爷你看不见怎么知道漂亮？瞎舅爷说我心里亮堂着呢。

农村人办红白喜事的时候，疤奶奶就会穿上新衣服，拉着瞎舅爷去赶场。疤奶奶会“唱喜儿”。在乡下，添人进口，婚丧嫁娶，新屋上梁，都是喜事。她都要去唱。瞎舅爷拉胡琴，疤奶奶唱。夫

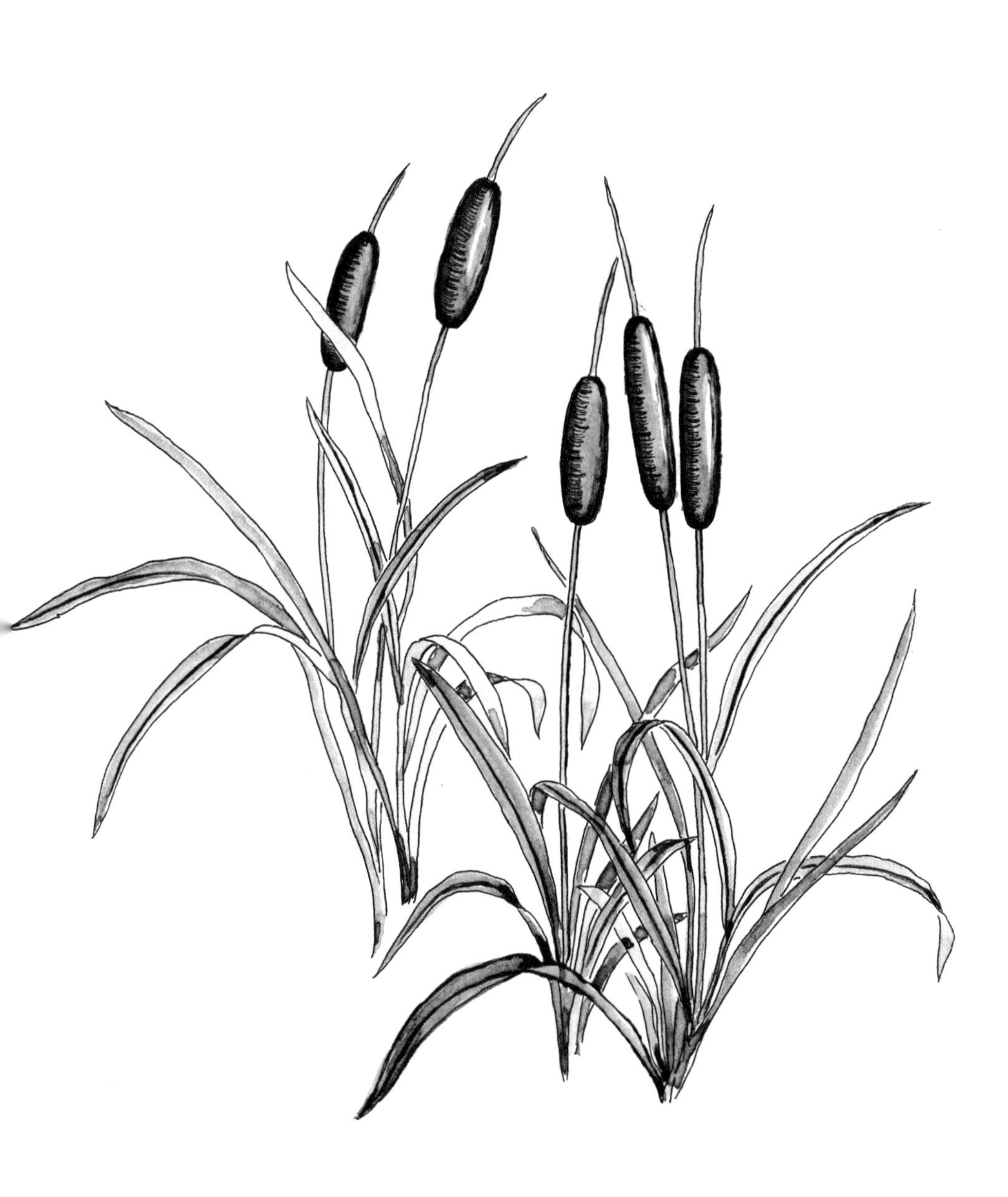

唱妇随，配合默契。唱的无非就是些打金枝之类的老调调，重复来重复去。但是疤奶奶嗓子亮，乡下人喜欢，办事，不就是图个热闹吗。返回的路上，两个人脸都喝得红扑扑的，意犹未尽。大红衣服的疤奶奶在前面，拿着拐杖，牵着后面黑褂子的瞎舅爷，河堤上，俩人一前一后，一高一低，有说有笑。拐杖晃悠悠的，堤边的蒲草也晃悠悠地。天空地旷，有红有绿有黑有白，像在放电影。

村里人没事儿的时候，都喜欢去瞎舅爷家消磨时光。瞎舅爷和疤子奶从不吵架，除了编草货就是拉胡琴唱小曲儿，空气自由轻松。瞎舅爷家有个小院，左边一片麻秆花，右边一片晚饭花。花朵能从夏天开到秋天。麻秆花一开就跑到了疤奶奶的辫子上。晚饭花籽黑黑的，疤奶奶全都收起来磨成面炕饼子。粗茶淡饭不要紧，要紧的是没有孩子。母亲说疤子奶也能怀上，但一到两个月就会流产。有一回好不容易挺到五个多月，胎儿却停止发育。只好去镇上医院做引产手术。可能是太伤心，回来后第三天，疤子奶突然说心慌，肚子疼，疼得满头大汗，把一床好好的棉絮扯得满地飞。瞎舅爷跑来找我父亲，父亲就地取材，让瞎舅爷赶紧去扯几把蒲厘花粉，再加点五灵脂（鼯鼠的黑色粪粒）和醋熬成水，给疤子奶喝。喝后流了很多瘀血，痛才慢慢止住。疤子奶满月后，瞎舅爷主动去医院做了节育手术。在我们那儿，瞎舅爷是第一个去做节育手术的男性，也是最后一个。瞬间引起轰动。

蒲厘花是金色的，雄花和雌花连在一起，像燃烧的太阳。脱落下来的雄花粉，明亮亮，金晃晃的，风一吹漫天飞扬。这就是中药里的蒲黄，性凉味甘，入心肝经，可凉血止血，活血消瘀。蒲黄和五灵脂放在一起是“失笑散”，出自《太平惠民和剂局方》。五灵脂是山中的鼯鼠，也就是寒号鸟的粪便，因得五行之气，用之灵验，状若凝脂而得名，也可以活血散瘀。配上蒲黄后如双剑合璧，常常用于治疗冠心病、高脂血症、慢性胃炎、妇科杂症等瘀血停滞引起的各种疾病。“失笑散”，这个名字有意思。起意是因为喝后药到病除，再愁眉不展的病人也会忍不住扑哧一下地露出笑脸。

历史上有一个用蒲黄治病的典故也有意思。南宋年间，宋度宗有次携爱妃在御花园赏花。时值春光明媚，百花吐艳。他们时而嬉戏打闹，时而开怀畅饮，好不乐哉。然而，乐极生悲。就在当天晚上，宋度宗突然舌肿满口，既不能言语，又不能进食。满朝文武百官焦急万分，急召宫廷御医研究诊治方法，蔡御医道：“皇上的舌病用蒲黄和干姜各半研成细末，蘸之干擦舌头可愈。”度宗一试，果见奇效。后来度宗问蔡御医：“蒲黄和干姜为何能治寡人的舌病？”蔡御医道：“启禀万岁，蒲黄可凉血活血。盖舌乃心之外候，而手厥阴相火乃心上臣使，得干姜是阴阳相济也。”

这世事也是奇妙，有天空就有大地，有太阳就有月亮，有晴天就有阴天，有男人就有女人，阴阳相克却又相依，缺了谁都不行。

算起来，我已多年未见香蒲。田园荒芜，乡情乡事乡物正在慢慢地变成一团模糊萎谢的旧时光。

有一年春天，陪朋友去江苏淮安看周总理故居。千里迢迢赶到，却恰逢故居修缮，顿觉春光黯淡。不料，在一个不起眼的小农庄，竟意外邂逅了一场香蒲宴。腌蒲丁、炒蒲条，蒲黄蜜玉竹，蒲包肉和蒲饼，生生地汪了一屋子蒲香。原来香蒲在淮安是名菜，到淮安不食蒲菜，等于没到淮安。传说当年梁红玉守淮安，与金兵长期对峙，城中缺粮，正焦虑时，发现马食蒲茎，于是让士兵们采食，军民以此度过危机，打败了金兵。从此，蒲菜成了抗金菜，淮安人更是无蒲不成席。

席间最好吃的是蒲黄蜜玉竹。黄亮晶莹的玉竹码在白瓷盘里，晶莹剔透。这道菜最考验手艺，关键是火候，必须分秒必争，举重若轻。先是用小火把蜂蜜、白糖、蒲黄熬成金黄透明的汤汁，再加进新鲜的玉竹大火轻炒，最后浇上小磨芝麻油。一箸入口，清甜香脆，润肺清胃，要多爽就有多爽。这一大桌子蒲菜吃到最后，长途跋涉的劳累一扫而光。呼吸像被蒲草洗涤，步履轻盈，眉梢嘴角上扬，如回故乡。

忽然间就念起了各自家乡的蒲草。我给大家讲瞎舅爷的故事，说到瞎舅爷去做节育手术。大家齐声问，后来呢？

后来瞎舅爷活到了八十三，无疾而终。瞎舅爷走后还没下葬，疤子奶就用一根细麻绳成全了自己。村长专门找人来吹大喇叭，厚葬。听村里人说，瞎舅爷夫妇走后多年，还常常有穿长袍的僧人来给他们上香。

附

"扬之水，不流束蒲。彼其之子，不与我戍许。"见于《诗经·王风·扬之水》。

草木乾坤

益母草

中谷有蓷，暵其干矣。

有女仳离，嘅其叹矣。

嘅其叹矣，遇人之艰难矣！

山中一棵益母草，根儿叶儿都枯槁。有个女子被抛弃，一声叹息一声号。一声叹息一声号，嫁人艰难谁知道！

一位婚姻受过挫折的女友说，她不敢读《中谷有蓷》，读一次哭一次。我读的时候没掉眼泪，只是感到巨大的哀戚和荒凉：落叶遍地，冷冰冰的山冈，没有水流也没有花开，一把胡琴在空旷的天空中扯着嗓子嘶鸣，几枝干枯的野草在狂风中摇晃。

《诗经》用一个长长的镜头，为我们摄下了两千多年前珍贵的女性生活底片。十几首弃妇歌，像一记记耳光，掴打着这个麻木的世界。有人说文学史，其实就是一部部弃妇或“弃女”的血泪史。从《诗经》《孔雀东南飞》《西厢记》《薛平贵与王宝钏》《琵琶记》

到《红楼梦》，莫不如此。一个女子，即使你“颜如舜华”，“靡室劳矣”，甚至有过“执子之手，与子偕老”的誓言，也不知道哪一天会突然沦为弃妇。这就是现实的生活，也是生活的现实。从古到今，只要女性在经济和精神上不能独立，男女之间的地位就永远无法平等。

经常，那些，我以温柔相待的人，却伤我最多。这是西方文学史上第一位女诗人萨福的抱怨。一个没有工作，没有金钱，没有房子，被丈夫赶出家门的女子，是失散的羔羊，是风中的桅杆，是悬崖上的孤鸟。野草还可栖身于大地，而她能去哪里呢。她唯一能做的，只能如诗人马金发所说：靠一根草儿，与上帝之灵往返在空谷里。

叹生前缘轻缘重，寂寥处寸心相知。万物有灵。或许，一株草儿，一句诗歌才是面对坚硬和疼痛时最好的自救方式。

我翻了翻妇科病历，发现百分之八十以上的处方都写着三个字——益母草。诗中的蓷即益母草，顾名思义，益母草就是对母亲有益的小草，因消水行血，祛瘀生新，治疗各种女性疾病而得名。时珍曰：益母草之根、茎、花、叶、实，并皆入药，可调女人经脉，治妇人胎产诸病。上帝赋予母亲使命，给予她孕育生命的时间和空间，也让她含辛茹苦，历尽艰辛。而后，又派一株小草来支持和抚慰。不同的是，人类用笔写诗，而草儿在用生命写诗。

一株益母草，没人播种，不知道它是怎么长出来的。只知道和别的草儿不一样，没有分枝，一根一根，方方正正，站得直直的，一个劲地往上生长。益母草自给自足，它不择地域，不要修剪，不要施肥，不会生病，不仰人鼻息，也不怕践踏。只要有泥土、阳光、空气、风和雨水就够了，足够它长出干净的小叶子，淡紫色的小花朵和充沛的精力。

在我们家，因为用量特别大，父亲是把益母草当作一季庄稼来收割的。通常是端午前后，全家出动，这个时节的草儿得天地之精华，花开叶盛，风华正茂。天蒙蒙亮就拉着板车带着干粮出发，趁着露水连根带枝叶和花朵一起采割，再趁着中午的阳光切碎，晾晒、干燥、备用。把草儿放上铡刀时才发现，这些根茎看似柔弱，其实很强悍，筋骨硬挺，要用上平时切草好几倍的力气。

晒干后的益母草被装进麻袋，放进仓库和粮食堆在一起。我最爱把装有益母草的麻袋当跳跳床，在上面翻筋斗，因为草儿比小麦和稻谷柔软，有弹性。累了，就在上面睡觉。草儿们也在睡觉，它们像猫咪一样蜷着身子，发出均匀的呼吸。我不敢动，一动它们就醒了，醒了就会说话，会在我的身体下面发出响声，葫芦丝一样柔美的声音。

窗外的蝉鸣一声接着一声，狗儿热得直喘息。草儿们却很安静，不抱怨也不忧伤，它们安之若素，躺在粮仓里说悄悄话。回忆从前，回忆那些带着露珠的清晨、金色的黄昏，清凉的夜晚和让人恐慌又痛快的暴风雨。说得最多的是明天，明天会遇见谁，医治什

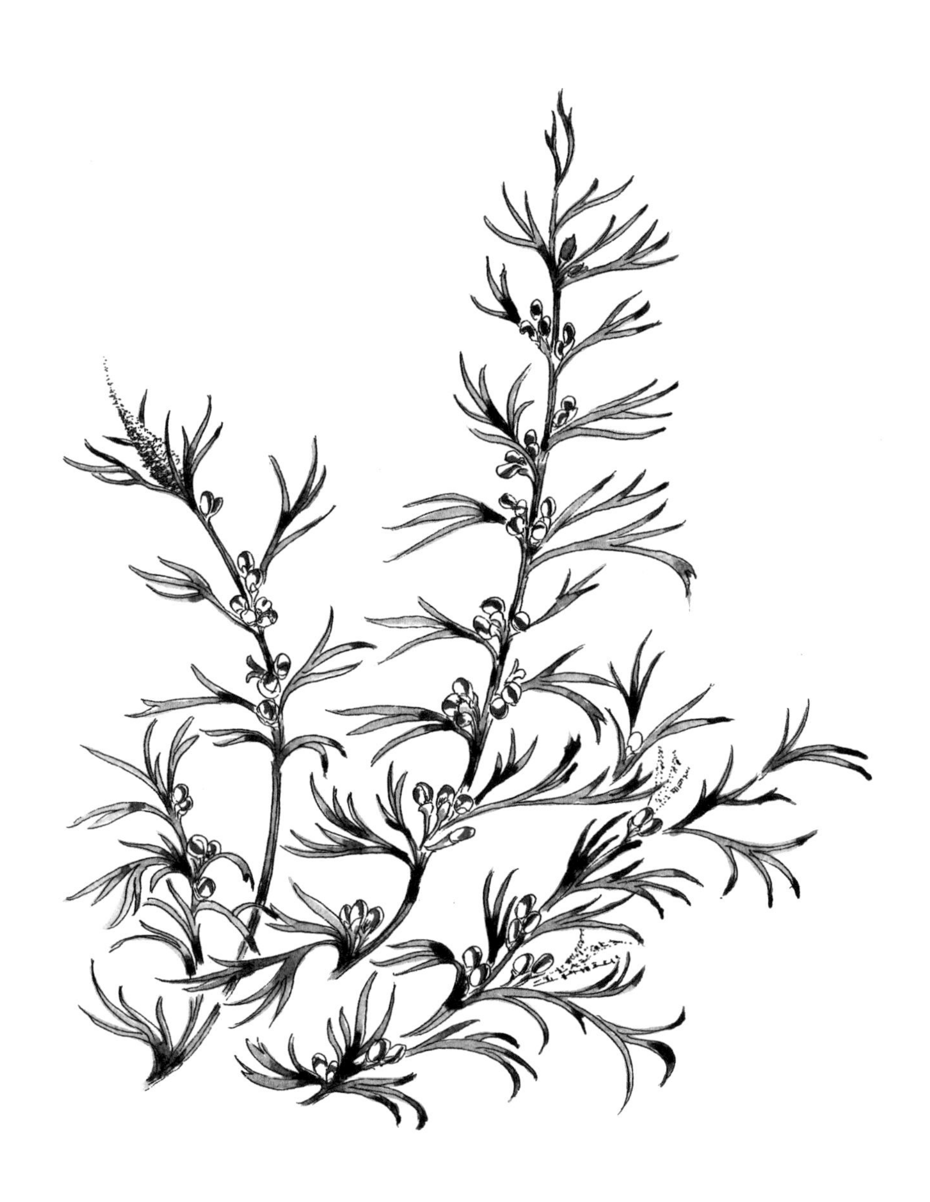

么样的伤痛。像待嫁前夜的女子，有说不尽的欢喜、憧憬和忐忑。

有一年我在乡下义诊，遇见一位农妇，听到一个与益母草有关的故事。她新婚后几年未孕，非常着急，因为羞涩和贫寒从没看过医生。不孝有三，无后为大。她烧得一手好菜，会做各种糕点馒头，缝衣绣花样样拿手，小麦稻子能扛一百多斤，却从未得到过婆家的一个笑脸。后来，偶然听说益母草可以活血调经帮助怀孕，采了许多，每天熬汤，条件允许时再加点红糖和鸡蛋。一直坚持喝了三年，后来竟然真的怀上了宝宝。

三年，那该吃进去了多少株益母草啊。那颗迫切想当母亲的心一定是被这些草儿的心给融化了。小草最知人间冷暖，所以医书上说益母草又叫坤草。坤是大地，也是母亲，坤厚载物，德合无疆。坤至柔而动也刚，至静而德方。农妇讲述的时候面带笑容，云淡风轻。可我还是闻到了一种味道，一种酸涩苦楚的味道。我知道，这一定是益母草的味道。

一个女子从出生就注定要承受爱与不爱，承受月经、怀孕、生产、哺乳的痛苦，如一朵花儿，注定要经历发芽、打苞、绽放、结果和凋零。如果你曾温柔地注视过一株开花的益母草儿，就会理解一个女子生存的全部意义。

或许女子的前世就是一株益母草，柔弱而又坚韧。如同女诗人艾米莉·狄金森所说：

我从未看过荒原 / 我从未看过海洋 /

可我知道石楠的容貌 / 和狂涛巨浪 /

我从未与上帝交谈 / 也不曾拜访过天堂 /

可我好像已通过检查 / 一定会到那个地方。

附

“中谷有蓷，暵其干矣。有女仳离，嘅其叹矣。嘅其叹矣，遇人之艰难矣！”见于《诗经·王风·中谷有蓷》，蓷即益母草。

灼艾分痛

艾 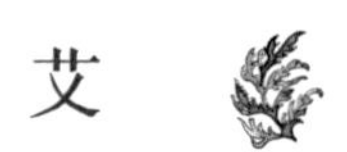

彼采艾兮，一日不见，如三岁兮！

那人正在采苍艾，一天不见她，就像熬过三年来。

人们常说的“一日不见，如隔三秋”，便出自这里。这大约还是新婚不久的小夫妻吧，你侬我侬，忒煞情多。

古人含蓄，不说爱，不说恨，也不说想念和忧伤，只是一个劲地说植物。采葛、采薇、采杞、采蓝、采萧、采艾……这采的早已不是植物，是四气五味，是七情六欲，是人生况味。

中医治病有三宝：一碗药、一根针、一炷灸。凡药不及，针之不到，必须灸之。灸即艾灸。一株小小的艾草竟占据了医家的半壁江山。可见，人类与艾草是有渊源的。

那还是五千年前的东方大地，天地澄明，四野空旷，山川草泽枝繁叶茂，花朵竞相绽放，处处鸟鸣鱼跃，走兽飞禽，一切都散发着勃勃的生机。有这么一群人，他们披头散发，茹毛饮血，吃野

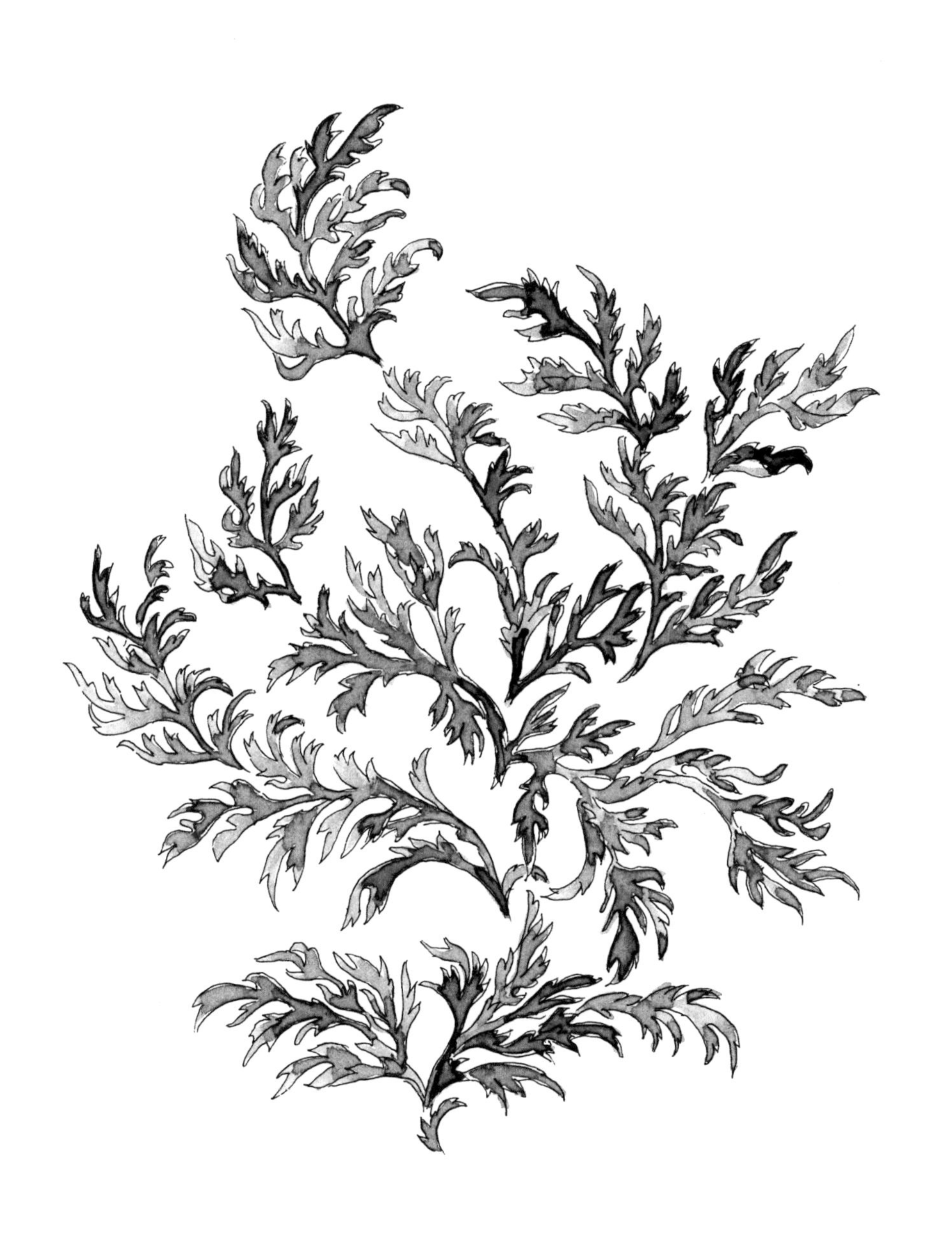

果，爬洞穴，食羸蜷肉，每天都在与饥饿和生存做斗争。尽管这样，还是会遭到一些不明原因的毒物和疾病突然地侵袭。怎么办呢？他们渐渐发现了一个秘密：经常用一种向阳山坡上生长的小草炙烤可以缓解疼痛；如果把这种草悬挂在旁边燃烧，害虫和毒物就不敢靠近。此草可刈疾，就叫作艾草吧。艾草很常见，也不美，毛茸茸的，还有些苦涩，但看起来很精神。这大约和它喜欢温暖有关，这也是艾草和别的小草不一样的地方。艾草总在默默无声地收集光和热，悄悄地储存天地间的能量和气息，直到让自己变成一个绿色的火种，变成一个阳气满满，可以随时随地燃烧的小太阳。

己亥年过了是庚子年。没想到进了二十一世纪，这个庚子年的春天却来得特别艰难。突如其来的新型冠状病毒疫情一瞬间改变了许多人的生活和命运。在居家隔离的第九天，我下楼取菜，对面楼的费老爷子正和门卫老邱吵架。费老爷子要出门买酒。老邱说："有米有菜就行了，还要酒！这是什么时候，还要不要命！"费老爷子用龙头拐杖把地敲得嗵嗵响："不喝酒才要人命！"

这些天，费老爷子每天都在发脾气。费奶奶年前去汉口接闺女，原计划年三十全家回来团年，一直过完春节。谁知遇上武汉封城，费奶奶也被圈在汉口。费老爷子不相信，他认为费奶奶在找借口，自己活到快九十，压根没听说过什么新型病毒，更没有封城一说。他只知道费奶奶走之前在生气，因为自己想吃猪肉大葱馅饺子，费奶奶说他血脂高，包的芹菜羊肉馅。费老爷子不会做饭，费奶奶擀了五斤面皮，包了几百个饺子冻在冰箱，足够他吃一个星期。

一天二十四个小时太漫长了，费老爷子不知道该怎么过。他想吃米粉蒸肉和猪肉炖粉条，却不会做；想听河南梆子，却不会调台；想看看外孙，却不会微信；他想有瓶酒最好，咪几口往床上一躺时间就过去了，可是看大门的老邱硬是不给他这个机会。

电话铃叮叮叮地响了好几分钟，费老爷子也不理会。他斜着身子躺在沙发上，闭着眼睛想心事。他在想自己活到今天，过了多少关口：八九岁时闹饥荒，吃树根啃草皮，差点饿死；十五岁参加革命，上战场子弹擦着耳朵飞；大跃进时当生产队长，日夜突击种田种地；五十岁去建筑工地当大工，每天腰里系着绳子当蜘蛛侠；七十三岁突发脑梗死……他越想越不服气。那么多关口都能过来，还在乎现在这点疫情！

有人在敲门，很轻但是很有节奏。一听这小心翼翼的声音，老爷子就知道是那几个小年轻，社区志愿者。每天来查体温，送青菜，被他轰走过好几次。这次，他改变了主意，呼地一下就拉开了防盗门，他不查体温，也不要青菜，他要这几个年轻人教他用手机，用微信，他想外孙子了。微信视频一接通就打给了外孙，已读研的小伙子瞪着圆溜溜的眼睛在视频里对着戴老花镜的费老爷子竖起大拇指：“姥爷你真牛，与时俱进啊。”老爷子哈哈大笑。

“五花肉在冰箱最下面一层，拿出来解冻，切成片，放进那个青花瓷的大碗，拌米粉，加开水。再放进蒸笼，蒸半个小时。蒸锅里水要加三瓢，满三瓢……”费老爷子一边念念有声，一边慢吞吞地加水。他在重复费奶奶的话，心里还有点纳闷：几天没见，费奶奶在手机里怎么像变了一个人，又白又胖，眼角看不到褶子，声音也变了，不凶，好像还有点害羞……哦，其实也没变，恍惚回到了二十出头刚认识时的光景……也许是看花眼了，哈哈……

元宵节的早上，费奶奶一大早就起床，打开手机，准备连线教老爷子做汤圆。费老爷子却赖在床上不起来，他说腿疼，很重很重，右腿，有点站不起来。费老爷子右腿关节受过伤，一到阴天就发关节炎。费奶奶着急了：这个节骨眼可不能生病，要赶紧想办法。

“储藏室的窗户右边柜子，靠右，那一捆艾，是三年前的熟艾，左边是生艾，记住，一定要右边的，你揉碎，揉旱烟叶一样揉，择出梗，再揉细揉成绒，用抽屉里的桑皮纸卷成条，再用蛋清糊紧……”费奶奶还在细细叨叨地说，老爷子有点不耐烦了。他知道费奶奶是让他粘艾条，做艾灸。老毛病了，费奶奶已经为他做过好多次。但是现在他不想做，他怕麻烦。他想到一个办法，直接把艾叶揉碎，装烟叶一样装进烟袋锅子，然后用烟袋锅子对着腿上的那几个穴位烤。当然，装这个他轻车熟路。

一缕一缕的轻烟飘起，艾草清香而又苦涩的气息在房间里升腾起来了，从皮肤、肌肉、经络、血脉、骨骼到骨髓……是缓慢的、温柔的，也是祥和的、舒展的，就像窗外春天的阳光。老爷子感觉人在变暖变热变轻，真舒服呢。一种温暖在慢慢地融入另一种温暖，一个生命在慢慢地融入另一个生命。费老爷子有点小得意，为自己的创意。他连线给费奶奶看。外孙在电话那边笑得翻筋斗。费奶奶也在笑，笑着笑着却开始用手绢抹眼泪。

费奶奶想回家，想亲手给老爷子做艾灸。她从小就会烧艾，她们那一代乡下人个个会烧艾。农村缺医少药，孩子贪凉肚子疼，女孩来例假不舒服，小媳妇坐月子受了风，老人风湿疼……样样都离不开艾草。烧艾简单，只要有足够的细心、耐心和爱心就好。不过是用最原始的方法让植物的宽厚、仁慈、坚韧和爱，滴水穿石般地慢慢渗透进华夏儿女的骨子里。

据说在古代，不仅老百姓生病做艾灸，皇帝也不例外。北宋时期，宋太祖赵匡胤的弟弟赵匡义生病，十分痛苦，太祖去探望并亲自为他烧艾治疗。艾灸时，赵匡义感觉很疼，不由得大声叫了出来。太祖看到后便把热艾也往自己身上烧灼，陪着弟弟做艾灸。这兄弟俩的感情受到后人的赞赏，被亲切地称为“灼艾分痛”。

费奶奶也想给费老爷子分担一些疼痛。六十年的磕磕绊绊，她知道，如果不是特别难受，老爷子不会给自己做艾灸。她还知道，人过了八十，就像冬天老榆树上的那几片枯叶，不知道哪一阵风，就会吹落。老榆树会生病，老人会生病，城市也会生病。女儿说了好多遍病名她都没记住，后来说是传染病，是瘟疫，她一下子就明白了。在乡下住时，她遇到过瘟疫，而且不止一次，次次让她难过万分。一次猪瘟，让她喂了五年的一只花母猪和一群小猪全部遇难；一次鸡瘟，让她损失了两只老公鸡、十只老母鸡和二十只刚长成的小鸡。最让人难受的还是丙申年的春天，刚进三月，村子里忽然下起了一场大雪，很大很大的雪团，石头一样硬硬地从天空中砸下来，压坏了许多房屋和大树，也压坏了刚刚返青的麦苗。到了三月底，村里的孩子们就开始发烧、咳嗽、打喷嚏、浑身肌肉酸痛，一个比一个严重。费奶奶吓得把唯一的女儿关在卧室，戴上雄黄薄荷香囊，每天喝芦根水。她还把雄黄、苍术洒进水缸，在四个床角点燃艾草和菖蒲。可是女儿还是没能逃过，半夜里开始高烧不退。当时的村医老周说是因为气候不正常，原本温暖的春天却走冬天的寒气，孩子们身体不够强壮，受了风邪。风邪有两种，一种风热，一种风寒。女儿是风热，要用寒性药，费奶奶按老周的要求找了好多好多的金银花、竹叶、连翘等草药才把女儿的高烧慢慢退下。后来，费奶奶明白了，那次的瘟疫就是现在常说的流行性感冒，可她还是后怕，一想起这事就打哆嗦。女儿不能有闪失，家里任何人都不能有闪失。可是这一次，她却不知道该怎么办。唯一可以安慰她的是，家里还有艾草，她十几年积攒下来的陈艾，足够老头子用几个月。

艾就是爱，艾火为纯阳之火，可走三阴通十二经络，外透肌表内通脏腑，使人体阳气通达，从而增强抵抗力。费奶奶说不出这艾的道理，但她知道艾的好处。艾能治病，能祛寒湿，能保健身体，能辟邪祛疫。她看到女儿、女婿和外孙不停地洗手，不停地喷消毒水，她提议让她们烧几炷艾给家里消毒，可是却找不到艾草。是啊，大城市里这么多人，这么多楼房，地面都是坚硬的钢筋水泥，哪里会有艾草呢。

好几天了，费奶奶不看电视，也不想睡觉，只是每天坐在阳台上发呆。阳台的前面不远处是长江，长江最大的支流是汉江，她的老伴费老爷子就住在汉江边上的那栋老房子里。有一个黄昏，晚霞满天，夕阳落在江水中，一条江水都是红通通的，费奶奶突然对着江水唱起来：出门来羞答答将头低下，止不住泪珠儿点点如麻，奴好比花未开风吹雨打，忍着声吞着气暗自嗟呀……

这是河南梆子《春秋配》里的唱段，也是费老爷子特别爱听的一段。

“妈妈，姥姥这是想姥爷了吧！”屋子里的外孙悄悄地扯了扯母亲的衣角。

他的母亲，已经近五十岁的费阿姨没有说话，只是用手轻轻地捂住了眼睛。

“彼采艾兮，一日不见，如三岁兮！”见于《诗经·王风·采葛》。

步步生莲

荷

彼泽之陂，有蒲与荷。
有美一人，伤如之何？

在那池塘水岸边，蒲草荷叶生长繁。那里有个美人儿，如何才能再见面？

这又是一首相思复相思的情歌。歌者在诗中把荷喻为女子，开创了以莲花喻美人的先河，也从此把荷的根茎扎进了中国人的审美意识。

荷在《尔雅》中被这样解释：“荷，芙蕖。其茎茄，其叶蕸，其本蔤，其华菡萏，其实莲，其根藕，其中菂，菂中薏。”这是以庖丁解牛的手法对荷的生物构造做了详细讲解。显而易见，荷的花、果、种子可并存，这在百花之中实在罕见。

翻开一本本植物史，我悉心地数了数荷的别称，竟达四十多种。对一个人或者事物，要有多少的爱和关注，才会有这么多的称

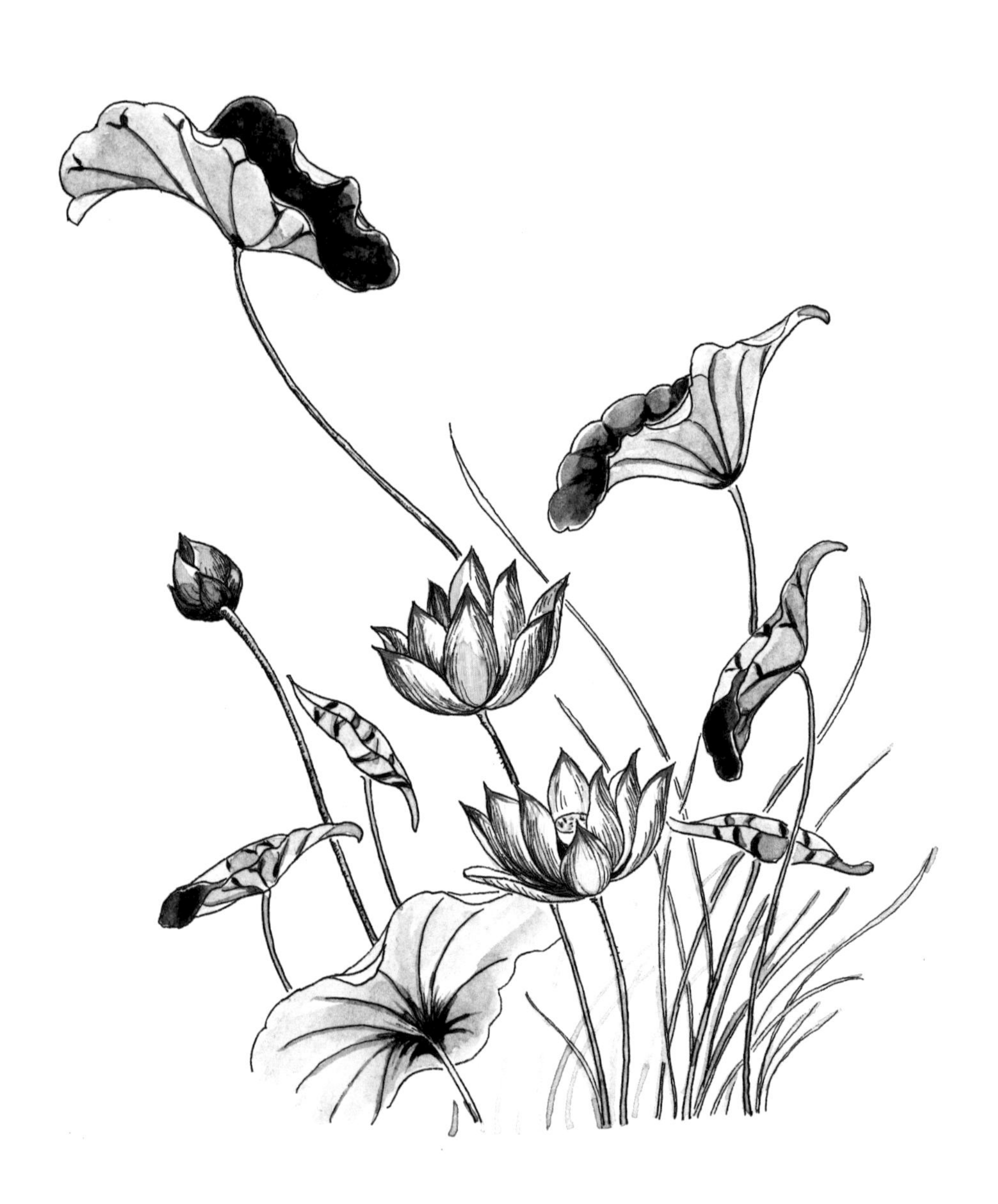

谓。一般来说，一个名字的背后都有一段特别的故事，如果把荷的故事讲出来，大约又是一本厚厚的植物志。

荷有两个别称特别有意思。

水芙蓉，这个名字最能代表荷花之美。清水出芙蓉，天然去雕饰。有人说第一个发明这个称谓的是屈原。屈原在《离骚》中说“制芰荷以为衣兮，集芙蓉以为裳。”开创香草美人天地的屈原果然眼光犀利。当然，屈原不仅仅是写它的美，而是用芙蓉暗喻灵魂的美丽与高洁。我敢说，后来周敦颐的《爱莲说》一定是受到了屈原的影响。

佛座须。这个名称当然和佛有关。佛教里说“花开见佛性”，这花就是莲花。莲花素净、高洁、出淤泥而不染，人若是有了莲的智慧和境界，参透凡事，通达事理，能放下执念，出尘浊而不染，就自然而然有了佛性。佛教寺庙里，佛祖释迦牟尼、阿弥陀佛和观世音菩萨都端坐在莲花之上。可见，植物不分国界，莲花犹如和平使者，在西方和东方一样受人欢迎。

小时候，父亲为了解决我们温饱，特意在家门口挖了一口大池塘，养鱼种荷。母亲抽空就在池塘里压艾草和牛粪，鱼儿长得又大又肥，荷花也开得特别旺盛。如果说我的脸上现在还有些童年的红润和天真，那一定和这池塘有关。

荷花开了，我总是第一个发现，并不是因为好看，而是数着日子等莲米吃。荷塘的月色是什么样呢？是白面饼一样清亮亮地躺在水里，好多次都想一口气吞进去吧。立冬，等下了第一场雪，父亲就会把水抽干，鲤鱼、草鱼、鲫鱼，还有泥鳅和麻虾都成了瓮中之物。小鱼打牙祭，大鱼一部分卖掉，一部分抹盐和花椒，挂上房檐。

天气一晴，就要挖年藕了。挖藕的时候像在寻宝藏，残枝败荷是地图，会看的人一眼就能看出藕脑袋和藕脚丫子藏在什么地方，泥巴有几尺深。大人们在池下挖，孩子们在岸上看。一条条的藕娃娃出来了，白汪汪的，鼻子眼里全是泥巴，和孩子们一模一样。藕娃娃的腿那么长，是每天在水里练习长跑吧。

老辈人说多吃藕可以长心眼，母亲就变着花样给我们吃。藕夹肉、藕丸子和藕饺是杀年猪和过节时吃。平常多是莲藕汤、藕包子或者炒酸辣藕丁。最奢侈的是把藕切成头发一样的细丝炝葱姜和花椒油，能吃出肉味，特别香。

可能是从小荷花见多了，并没什么特别的感受。倒是长大后，见过一次惊心动魄的莲花。那是在肿瘤科，一位乳腺肿瘤晚期患者的病房。在生命最后的日子里，这个女子躲在床上，什么也不做，只是画画。她只画荷花，亘古安静的荷花，亭亭玉立的荷花。从不着色，黑白分明，大朵大朵的，荷叶汹涌，荷花澎湃。开始以菡萏居多，到最后就变成了枯荷，残荷，花枝变形扭曲，莲蓬像眼睛一样大而空洞。但还是很美，一种窒息的美。

做治疗的时候陪着她说话。她说，先是患病，后被单位辞退，最后被爱人抛弃，感觉人生已经到了悬崖边上，就等着哪个时辰到了纵身一跃。直到有一天，看到放学回来的女儿随手在瓶子里插了一朵荷花，一朵正在凋零的荷花，她突然间就安静了下来。一朵花，那么美，那么纯洁，也会凋落，也要听从命运的安排，何况人呢。她说，就是那一朵荷在瞬间点燃了身体深处那盏幽微的灯。

她静下心来，开始手把手地教女儿做饭、洗衣服等基本的生活技能；训练她在面对突发事件或挫折时的应对能力和抗压能力；她把所有想对女儿说的话都写成信件，封存起来等待女儿在未来的日子翻阅；最后，她把女儿和房产都交给了亲友团，这个亲友团是由信任的亲人、老师、校长或朋友组成，且全都在她起草的抚育孩子成人的承诺书上按过手印。

走之前，她嘱咐把那些荷花和她一起付于烈焰。我想，那些荷花，一定会因她而有了生命，也将从此获得永恒。而她生前，并不是画家，不过是一位普普通通的下岗女工。

中药房的红木抽屉里，莲花依然在次第盛开。荷叶、荷梗、荷花、莲房、莲子、莲心、莲须、莲藕、藕节，应有尽有。

莲花，又名荷花、菡萏、水中芙蓉。时珍说，该花可镇心益色，驻颜轻身。《太清草木方》里记载着一个美容方：每年农历七月七日采莲花七份，八月八日采莲藕八份，九月九日采莲米九份，全部阴干，研末，过筛。瓷瓶封存，早晚各用温酒冲服。坚持服用，美如芙蓉仙子。这是把一朵洁净的莲移植在了我们的身体之中？

荷叶。《本草纲目》云：荷叶生于水土之下，污秽之中，挺然独立。其色青，其形仰，其中空，象震卦之体。食药感此气之化，胃气何由不升乎？因此，有了荷叶饭、荷叶鸡、荷叶茶、荷叶粉蒸肉、荷叶冬瓜汤、荷叶东坡鱼等各种美味佳肴。既得荷叶之清香，又可利湿解腻。清气上升，浊气下降，降脂、降压、降胆固醇和减肥。

莲藕。四季都可食用，令人心欢。白花藕，节大孔扁，又白又嫩，生食凉拌最美。红花藕和小野藕，蒸煮后味道最佳。心烦口渴、醉酒或食螃蟹过多中毒时，最适宜捣一大杯生藕汁，一饮而下。

莲实，即莲子。秋天成熟的莲子若未曾采摘，会慢慢变黑，像石子一样沉入水中，又叫石莲子。莲花柔软，莲子坚硬。石莲子是植物的活化石，可存活千年。据书中记载，古时鸟类和猿猴采集野生石莲，藏于石室，三百年后被有缘人发现，吃后身强体壮，长生不老。“雁粪莲子”也是宝贝。因大雁喜在荷塘啄食，若吞了泥中的石莲子，不能消化，随粪排出，即为“雁粪莲子”。人若于雁粪中得之，每日空腹吃十枚，日久便身轻如燕，登高如飞，望远方之物如在眼前。这一说大约只为美谈，因石莲子本就难得，自雁粪中得更难，哪里有机会呢。近日听说开封一疑似宋朝古墓，挖出黑褐色古莲子，有几粒不小心挖破，莲心仍为绿色，莲肉被村民当场吃掉，无任何异味。不知有福吃到的那位是否会长生不老？

平时，我最爱不厌其烦地建议孕妇多吃莲子。因为莲子还有一个作用——固肾安胎，这四个字多么瓷实，像日子一样。有条件的最好用湘莲，又叫“三寸莲”，因为个大，三颗莲子接起来有一寸长而得名。湘莲为历代贡莲，品质颇佳。多喝莲子汤，小宝贝才会像莲花一样漂亮，莲米一样结实。

这大约也是莲的佛性使然。据说佛祖释迦牟尼出生时，立刻在地上走了七步，生出七朵莲花，叫步步生莲。步步生莲，想一想就觉得好美，清净，庄严，是入世也是出世。

“彼泽之陂，有蒲与荷。有美一人，伤如之何？”见于《诗经·陈风·泽陂》。

蓼汀花溆

蓼 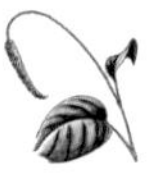

山有乔松，隰有游龙，
不见子充，乃见狡童。

山上有挺拔的青松，池里有漂亮的水荭。没见到子充好男儿啊，偏遇见你这个小狡童。

看先秦的小女子发牢骚：青山、绿树、流水、蓼花，多么浪漫迷人的好景色，没遇见才貌双全心心念念的意中人，偏偏遇见一个不入法眼的小虾米。

若在十年或者二十年前，遇到这种情况，我大约也会这样。但是现在就有所不同，我会静下心来欣赏美景，享受这可遇而不可求的浮生半日闲。

就当这里是“蓼汀花溆”吧，我要当一次大观园里的林妹妹。探春说：“‘花溆’二字便好，何必‘蓼汀’？”文史大师刘文典说：“可见当时元春已意属宝钗，因为‘花溆’两字反切为‘薛’，

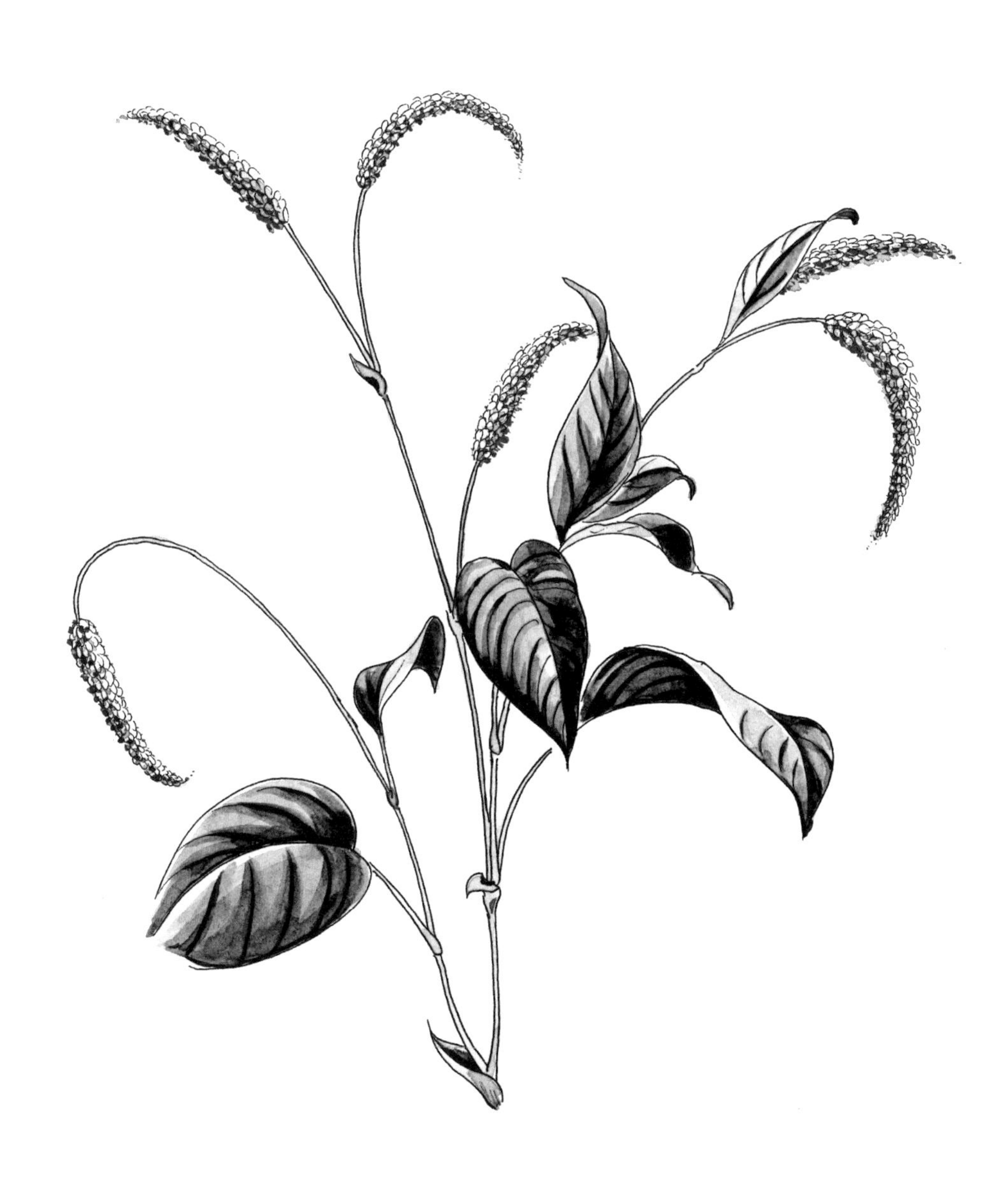

‘蓼汀’两字反切为‘林’。”曹雪芹果真打了这么深的埋伏？我不敢相信。但若是以“蓼汀”来暗喻林妹妹，还真有些贴切。

蓼不过是水边随处可见的一种闲花野草，却生来就有一种诗意的气质。《诗经》里叫游龙，在我们乡下叫蓼草或者水荭花子。腰肢细细的，叶子细细的，花序细细的，花骨朵也是细细的。一到秋天，蓼花就红艳艳的，婀娜多姿，喜水，喜风，喜雨，喜摇曳，恰好应了那句：闲静似姣花照水，行动似弱柳扶风。

蓼最易入诗入画。在自然界，有许多事物都具有这样诗意的质地，如日、月、山、水、云、雨、雾、杨柳、松柏等。在人类，具有这样质地的就是艺术家，有灵性的天才的艺术家。有人说，艺术家的灵感来源于他生命深处的生物代码，即天性。植物大约也是这样。时珍曰：蓼类皆高扬，故字从翏，音料，高飞貌。所谓高扬，指枝条舒张伸展之状。蓼有几百种，天然飘逸，但大部分都是药，味道辛辣凛冽，有独特的个性。在我们汉江边，常见的有马蓼、水蓼和荭草。一到秋天就染红了两岸，真是数枝红蓼醉清秋，非常迷人。

在我们乡里，兽医李老锅最爱割蓼，他长着满脸络腮胡子，每年收割的蓼比所有的赤脚医生收割的加起来还要多。李老锅也特别会用蓼。张三家的猪拉肚子用蓼和石榴皮熬水喝；李四家的鸡有蛔虫用蓼和苦楝根皮熬水；王五家的老黄牛下崽大出血用蓼煎汁泡白酒喂；赵二麻子家的狗长癣用蓼煎水加硫黄粉涂上。时间一长都知道李老锅原来就这几把刷子，大家伙开始戏谑地喊他蓼医生。他也不生气，一到秋天仍然去割蓼。后来，大队的两个赤脚医生都不再割蓼，遇到用蓼时，就直接去找李老锅。李老锅却很高兴，沾沾自喜地：“我说嘛，人和动物其实差不多嘛。”的确如此，蓼的行滞化湿、散瘀止血、祛风止痒等功效，在动物身上也有效。但是，乡下人普遍认为赤脚医生比兽医高一格，对赤脚医生自然高看一眼。李老锅心里不乐意，一直憋着一口气呢。

照李老锅的逻辑，植物和植物也应当是一样的。事实上可不是这样。当小麦和水稻在忙着灌浆、扬花、抽穗，想方设法长出饱满的果粒时，蓼草们却在田边地头逍遥快活。它们想啥时候开花就啥时候开花，想开白花开白花，想开红花开红花，红花可以写诗，白花可以画画，自由自在的蓼草们像神仙一样悠闲。

李老锅的儿子李小锅和我同班，胖乎乎的小圆脸，随身带着一个猪尿泡吹的气球，走到哪儿都是一股臊味。他爱睡懒觉，喜欢逃学，有好几次被李老锅拎着耳朵一直拎到学校。他老婆心疼儿子，跟在后面骂：“我儿子又不是一棵辣蓼蒿子，你使那么大劲干吗！”

不知道为什么，我和李小锅是死对头，也不喜欢李老锅。现在想来，大约是不喜欢他割蓼草。我感觉长着络腮胡子的李老锅用蓼草也可以列入《枕草子》里的不相配：头发不好的人穿着白绫的衣服；年老的男人睡得昏头昏脑；满面胡须的老男人捡榛树的子用牙啃；没有牙齿的老太婆，吃着梅子，做出很酸的样子，看去都是不相配的。

和蓼草相配的是什么呢？事实上我也说不大清楚。是温庭筠的“鱼静蓼花垂”、赵佶的《红蓼白鹅图》或苏东坡的“蓼茸蒿笋试春盘”？

人间有味是清欢，一盘清炒小蓼足以打开春天的味蕾，可是爱吃人的却不多，因为再怎么嫩，也有辛味，是辣的。不是每个人都能像苏东坡，什么苦都咽得下。更多的人只是把蓼当作调料，烹鸡鸭或鱼鳖时把蓼塞进肚子里，去去腥臭异味。难得的是我母亲却常用蓼。春天的时候她掐水蓼尖放小磨麻油清炒或者配上几粒小河虾。夏天的时候她经常用蓼草给我们做粉蒸泥鳅。开花后的荭蓼花朵和叶子团在一起卧上蒸笼，铺一层泥鳅，再撒一层花椒粉和胡椒粉，清蒸十五分钟。泥鳅出锅后粉嫩可口，没有一点腥味，色香味俱全。这大约是母亲的独创，我至今还未曾在任何酒店里发现这道菜。

不知道是不是因为吃着蓼草长大，近些年，我竟然常常在自己的身体里也闻到一股蓼味，一股辛辣清洌的野蒿子味。特别是看到大头娃娃奶粉、苏丹红鸡蛋、地沟油、淀粉胶囊、蒸馏水胰岛素、长江污染、黄河断流等报道时，这股辛辣刺激的火药味道就像流水一样源源不断地从我的血脉里涌现出来，和我较劲，也和我的文字较劲。

前几天，在新华书店乱翻书，偶然发现蓼草的火药味道竟然不是我的杜撰。俄罗斯生物学家梅格列特在上世纪九十年代经过多次反复实验，最终验证蓼草有“爱吃金属元素”的嗜好。他发现蓼草一直在从土壤中吸收锌、铅、镉等金属元素，越是这些元素丰富的地方，蓼草就生长得越茂盛。据说以生产冷兵器闻名的俄罗斯为了环保和防止污染，已经在所有的军事演习场全部撒上蓼草的种子。

这个发现看得让我吃惊。蓼草虽然辛辣，有火药味，可蓼这样气质的小草与冷兵器为伴好像也是不相配的。

相比之下，我还是更喜欢蓼做一味本草，或者做一尾游龙，摇曳在“蓼汀花溆”里：十分秋色无人管，半属芦花半蓼花；为爱江头红蓼花，秋来独做草虫家。

“山有乔松，隰有游龙，不见子充，乃见狡童。”见于《诗经·郑风·山有扶苏》，游龙即红蓼，也叫水荭。

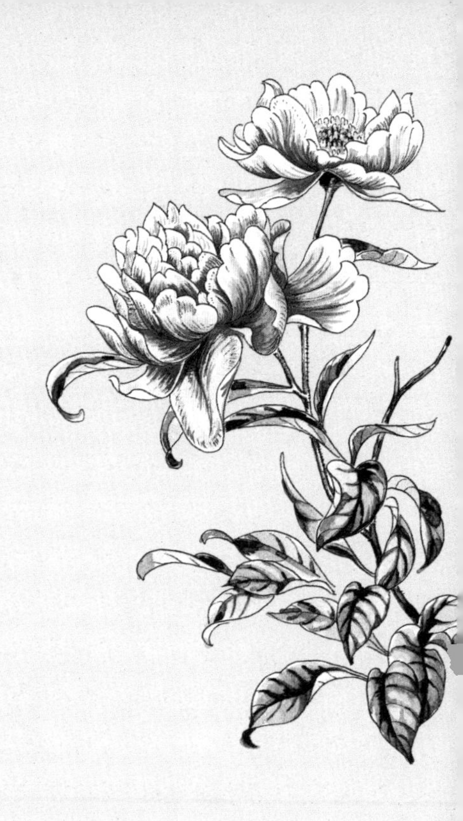

第 三 辑

这世上所有的蓝

这世上，并不是所有的泡沫都会幻灭。靛花就不会。她们在阳光下慢慢变成了蓝色的粉末，极轻极细，蓝中带紫，轻舞飞扬，漂亮而神秘。一切都落到实处，蜕变成一味美丽的中药——青黛。

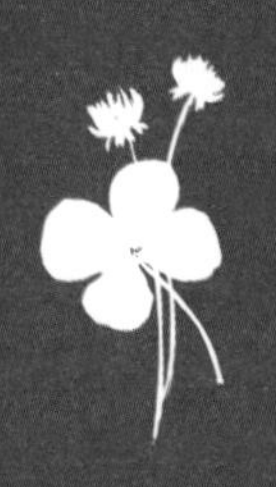

休洗红

茜草

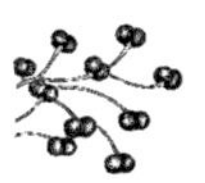

> 出其东门，有女如云，虽则如云，
> 匪我思存……缟衣茹藘，聊可与娱。

出东门啊出东门，姑娘们好像一片彩云屯。别看美女那么多，全都不是我所爱……只有那个素色衣裳绛红巾，才让我喜从心上来。

和先生生气，半夜睡不着，随手翻《诗经》，翻到《出其东门》，读到一半就乐了。看看人家，多会甜言蜜语。这首诗，最适合给不会哄老婆的男人看。

我还喜欢诗中的茹藘色红围巾。女子，谁没有一条红纱巾或石榴裙呢？茹藘就是茜草。茹为牵引，藘为连覆，因枝茎细长绵延，连接成片而得名。茜草的根为赤红色，浸入毛、棉、麻、皮革及丝等衣物，可染出绯、绛、紫、橙、橘等各种红。红色祥瑞端庄，中国人最喜欢。《史记》记载："千亩栀、茜，其人与千户侯等，言其

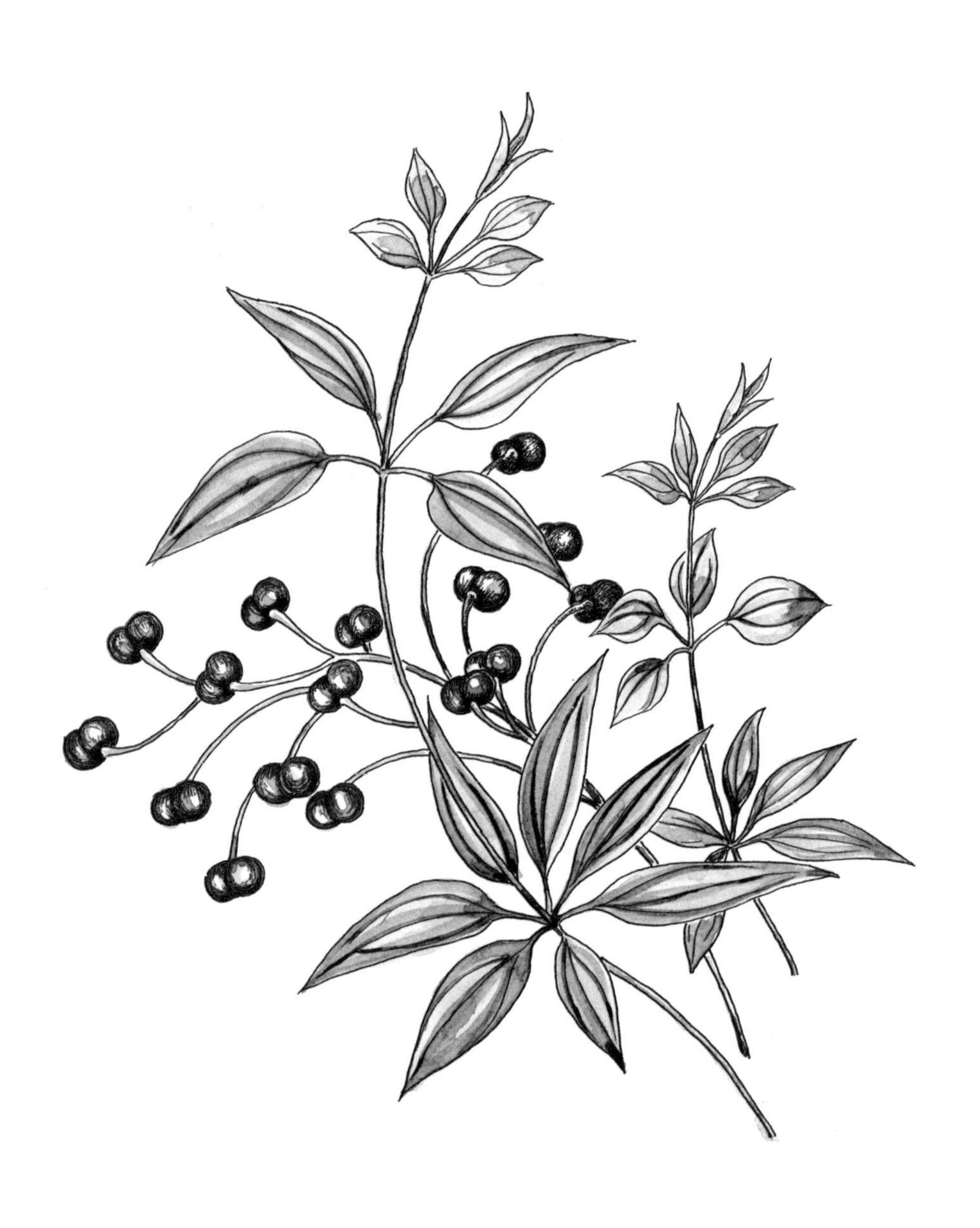

利厚也。”古时候有钱人家种的这些栀子和茜草就是为了染色专用。

在我们鄂西北，也有茜草，但不是很多，所以显得有些珍贵。庄子里老辈人说茜草为人血所化生，又叫地血。碰巧，我儿时见过的那几株茜草偏偏长在西山的坟岗，瘦瘦的，小叶子，小果实，红根茎，藤上还有刺，不敢摸，感觉特别恐怖但又非常好奇。这一株是谁的血，那一株又是谁的？不久的将来，一个庄子的男女老少都会化作这一株株的细叶草吗？

天玄地黄，金木水火土，东南西北中，赤橙黄绿青蓝紫，这世上万事万物都有色彩，有宿根，有来路和去路。南方是红色，火是红色，心脏和血脉也是红色。母亲说，从前女子出嫁，要用许多茜根，加入红矾、蓝矾或白矾等做媒，染内衣染肚兜染裙子染被面染纱巾染盖头，染出娇嫩的石榴红、深沉的枣红、华贵的朱砂红，鲜艳的樱桃红、胭脂红，羞涩的绯红和暖暖的橘红，这些红都叫作“女儿红”。衣物经过草木染，便融进了草木的温度、色泽和呼吸。同样，草木也以相同的方式，进入了织品和穿上这织品的生命。

在一个庄子里，总会有两个“各色”的人。在我们村，王阿婆算一个。阿婆说话慢慢地，八十多岁还穿旗袍，面色明净，发髻梳得一丝不苟。她饭菜做得好，会白案红案，还会纺会织会染会绣，却一辈子没有嫁人。据说阿婆年轻时在大户人家当丫鬟，和少爷有过一段情事。大约是见识过大场面大人物，眼界高了，后来，一般人就看不上。侄子春红从小跟着她长大，成家立业后却把阿婆给忘了。阿婆也不抱怨，她照样每天做女红。要走的前几天，阿婆让张木匠打棺材，她让张木匠在油漆里加一点茜，涂成漂亮的黑红色。张木匠不答应，他说不能加，坚决不能乱加，黑材讲究入土为安，加了红色，天就亮了，还怎么睡觉。阿婆说你不加就我换别个做。张木匠拗不过，只好说，那就听你的，加吧。奇怪的是，张木匠加了很多茜草，也没把棺材染成红色，反而变得更明亮更庄重。母亲说，阿婆走的那天，从头到脚都是茜草色的衣服，化着桃花妆，像个俏姑娘。

这个王阿婆，终于出嫁了，把自己嫁给了最宽厚最仁慈的黄土地。

很可惜，我没用茜草染过“女儿红”。但是，却用茜草治好了许多“女儿病”。

先讲一个茜草与美女的故事。据史书记载，刘细君是中国历史上第一个远嫁异域的公主。公元前 105 年，乌孙国王昆莫为求和，带着一千匹良马和许多珍宝来见汉武帝，并向汉武帝求亲。汉武帝便派人核选宗室之女，最后选中了江都王刘建之女刘细君。这刘细君非常漂亮，既能歌善舞，还能吟诗赋辞，才艺超群。刘细君来到乌孙国，虽被封为第一夫人，但因昆莫已年老体衰，她终日忧心忡忡，积虑成疾，导致经水不通，怎么医治也没有效果。汉武帝怜其艰苦，派使者给刘细君送了许多书籍和生活用品。刘细君闲来翻书，发现茜草有通经行血之功效，便尝试用茜草根煎酒服用。没想到一吃即好，令乌孙国医叹服不已。

这刘细君翻的是什么书，史上没有记载，我猜一定是《黄帝内经》。因茜草与乌贼骨配伍最早见于《黄帝内经》，二药配以雀卵、鲍鱼汁专治血枯经闭，称“四乌鲗骨一藘茹丸”。乌鲗骨，即乌贼骨，墨鱼的骨头，又名海螵蛸。藘茹即今之茜草。

《黄帝内经》上方子极少，只有十三个，“四乌鲗骨一藘茹丸”占一个，可见其珍贵。凉血不离茜草，止痛最是乳香。茜草不仅是染料，还是一味妇科症良药。茜草味苦、性寒、入血分，凡是血热引起的血闭、血脱、血瘀、血枯、血崩都能用上。

可怜刘细君，虽然一时用茜草医好了经水不调，但最终还是因为孤独寂寞，抑郁而死。

我们常说女子是水做的骨肉，这水其实是红色的，是孕育着生命的红色河流。一个女子，从出生到成熟、怀孕、生产、哺育，哪一次不是鲜血淋漓？哪一次不是性命攸关？

来找我看病的大都是平常的女子。她们是女儿、妈妈或者祖母，她们的脸上挂着淡淡的笑容或者薄雾一样的哀愁。我喜欢和她们聊天，聊孩子聊家务，聊清晨和黄昏，聊生命或者身体里的那些疼痛和秘密。我希望，那些茜草一样美好的本草植物，不仅可以医治她们的身体，也可以照亮她们的灵魂。

几天前，看到女友鸿在微博里记录：那一抹茜色，是永不熄灭的希望和梦想，是一个弱女子飞扬的灵魂，是我美丽的红盖头，等着你来揭下来。

文字的下方是配图：一望无际的塔克拉玛干沙漠，遥远的驼群，迎风飘扬的红纱巾以及纱巾下的美女。鸿为旅游体验师，每次出门必备一条茜色纱巾，她的红纱巾跟着她天南地北，沙漠、西藏、珠峰、大海……成了她在茫茫大地上孤单行走的旗帜和依靠。

事实上，在这个热闹而又荒凉的世界，再坚强的女子也是羸弱的，是柔软的，都需要爱和珍惜。

看来看去，我发现还是魏晋的文人最有风度，最懂得怜惜女子。——休洗红，洗多红色淡。不惜故缝衣，记得初按茜。人寿百年能几何？后来新妇今为婆。

不要洗红绸，洗的次数多了，红色就淡了。旧衣服要珍惜，要记住那初染的红绸。人能活到百年的有多少？新媳妇一样会成为老太婆。

休洗红，记得初按茜。这诗句，有着多少意犹未尽的情怀啊。

"出其东门，有女如云，虽则如云，匪我思存……缟衣茹藘，聊可与娱。"见于《诗经·郑风·出其东门》。诗中茹藘即为茜草。

最好的伴侣

佩兰

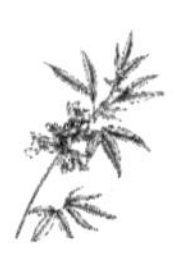

> 溱与洧，方涣涣兮。
> 士与女，方秉蕑兮。

溱水洧水向东流，三月春水正上涨。小伙姑娘来春游，手握兰草求吉祥。

春秋时期，为了纪念黄帝，把其诞辰农历三月三定为传统的民俗节日——上巳节。暮春时节，男女老少于上巳日走出家门，在水边举行祭神仪式，用兰草汤洗濯去垢，以禳灾祛祸，保五谷丰登，人丁兴旺。后来，又慢慢演变成文人雅士的“曲水流觞”、少男少女的“情人节”以及疗病驱秽的“沐兰节”。

用兰草汤洗浴源于《神农本草经》：兰草、上品、味辛平。主利水道，杀蛊毒，辟不祥。久服，益气轻身，不老，通神明。一名水香。生池泽。古书中这简洁的注释常常让人浮想联翩：一株草儿，依水而生，沐雾露浴风霜，自带幽幽不绝的暗香，通天光地气、通性情、通神明。

由来佳节载南荆，一浴兰汤万虑清。我曾无数次地想象那个庄严肃穆的时刻：众人斋戒、兰浴、更衣、净心、虔诚、隆重地叩首，拜苍天、拜大地、拜先祖、拜神灵。天地之间袅袅升腾起一种看不见的力量，飘荡在神秘而灵动的氛围中，伴随着植物的幽香之气在人群之上盘旋，驻留，环绕。那是一个新的维度，是人类心怀敬畏，是天人合一，万物和谐共处，最优雅最动人的时刻。

己亥年春节，是我写这篇文章的时间，也是新冠肺炎最肆虐的时间，我接到了许许多多的电话。有问候，有求医问药，更多的还是询问怎么提高免疫力，预防感染。最远的电话来自日本，一位发小，多年未曾联系，据说在日本做汽车配件，事业做得很大很成功。发小说因为疫情，把生意暂且放在一边，起初购买了十万只口罩寄回家乡，后来就一直在读一些有关中医中药养生的书籍，越看越入迷。最近在试着用八段锦、按摩、贴耳穴、中药熏蒸等方法对家人和自己进行养生保健。我看到了他的读书笔记，非常认真，密密麻麻的，从药到方，厚厚一大本。笔记中有一个问题用红笔画线：兰草汤抗疫毒，这兰草是哪一种？

发小以为这兰草定是生长在深山幽谷中的奇花异卉，不好寻觅。实则不然。这兰草即现今菊科植物佩兰，因芬芳辟邪适合随

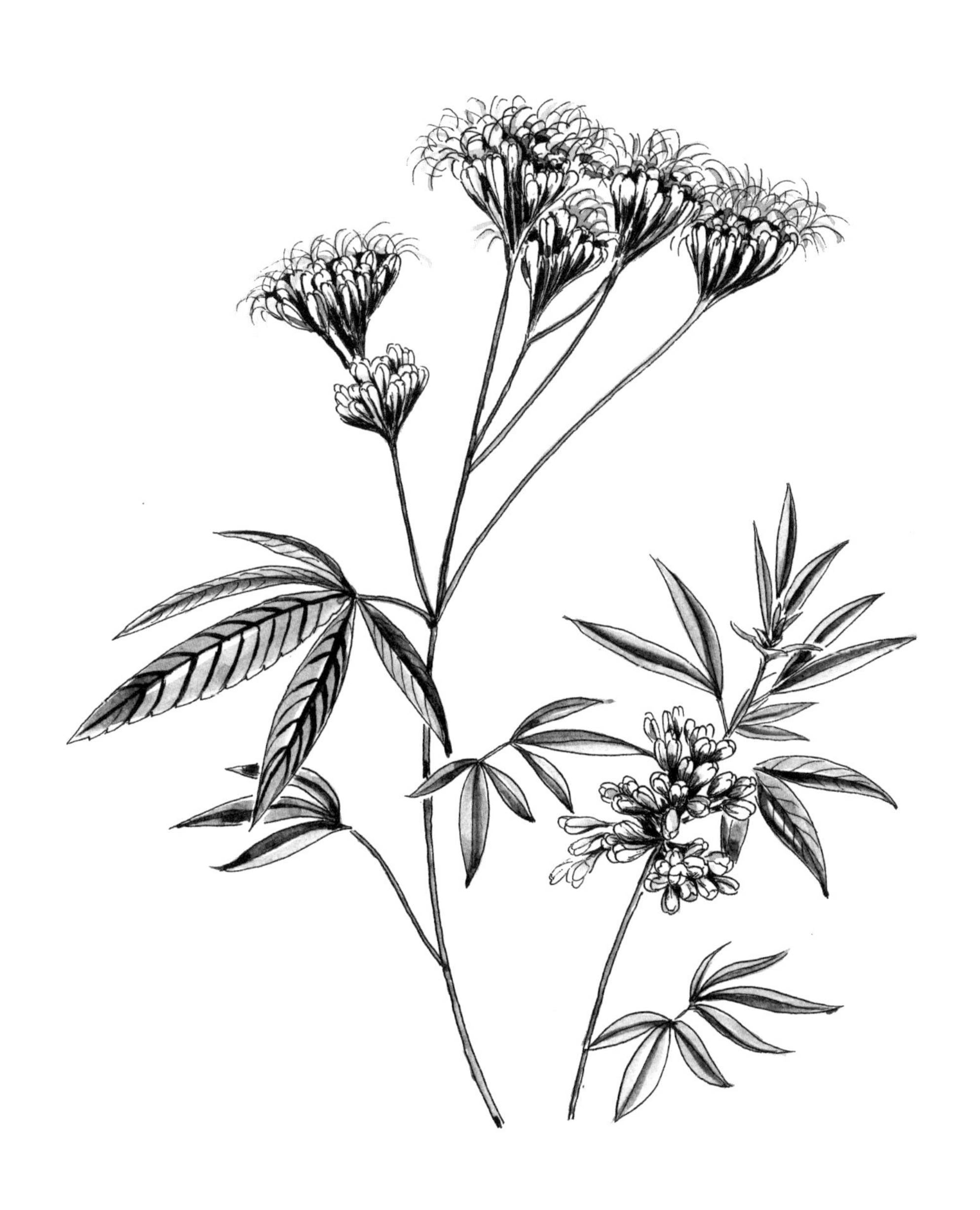

身佩带而得名，不过是荆楚水边地头常见的“醒头草”或“省头草”。说到醒头草，发小恍然大悟，惊讶万分。殊不知，我们就在这兰草的沐浴中渐渐长大。在乡下，醒头草有“三醒”：醒身、醒头、醒脾胃。孩子出生“洗三、满月”用艾叶加醒头草熬水“醒身”。艾香水洗过的孩子，聪明灵醒，浑身散发着香气，邪气会避而远之，一生都会顺顺当当，平平安安。老一辈的奶奶们有事无事都爱扯几支新鲜嫩绿的醒头草插在发髻，好像那些细细的草儿就是从她们的花白头发里长出来的。年轻的母亲没有那么招摇，只是在清晨采些带着露珠的佩兰和藿香泡进粮食酒当花露水，晒干后做成香囊或装进枕芯。逢年过节或者家里来了客人，有人贪吃，吃得满嘴甜腻，肚子胀鼓，去扯两株新鲜的醒头草煮水趁热喝下，是谓“醒脾”。据说脾在五脏六腑中性情最好，安静，不吭声，像个勤劳的小丫鬟，每天任劳任怨地帮助胃肠道消化食物，可这一次却被彻底累倒，昏昏欲睡，要用醒头草的香气把它慢慢唤醒。

孩子们最喜欢的是香囊。每年端午节的前夜，家家都会关起门来做香囊。可香味是关不住的，有时梦中我也会突然惊醒，一骨碌从床上爬起来。夜越深，香气就越浓。做香囊的全是女性，有奶奶、妈妈和两个姐姐。四人围坐桌边，东西南北各占一席，低着头，细针引指，五色丝线在绸布上穿梭不停。这香囊也是有等级的。皇帝和有钱人家用的是金累丝、银累丝、玉镂雕和点翠镶嵌，绣的是龙凤麒麟，装的是珠宝首饰，缀的有珍珠珊瑚玛瑙。穷人家用的就是丝绣，绣的也是平常事物，要么梅菊竹桃，要么飞禽走兽。香袋也分男女。奶奶说，男人是干大事的，香袋要大，兰草要多，形状要么半圆要么元宝，千万不能小里小气，更不能要那些啰哩啰唆的挂穗。女人和孩子的要小巧精致，藏而不露，细穗子越多越好。

做香囊也是一场仪式，没有人说话，只有佩兰、苍术、花椒、菖蒲、艾草、雄黄……这些草木的气息在空气中流转，盘旋。偶尔有薄薄的月光透过瓦缝和窗棂挤进来，让拥挤简陋的乡下小屋朦朦胧胧，平添了许多奇妙和神秘。植物们不会说话，但会散发气味，这气味就是植物的语言，也是植物的灵魂。偶尔闭着眼睛，我也能分辨出它们的味道。薄荷的香是轻的，苍术浓郁，艾叶温暖，花椒辛辣，只有佩兰的香是优雅平和沁人心脾的，如行云流水可以直达肺腑。带个香草袋，不怕五虫害。乡下人相信植物相信命运，到了端午，再穷的人家也不会忘记给孩子或者老人挂个香袋。他们深信这些根茎花朵的香魂能够赶走蚊蝇五毒、鬼邪秽气和尘世间的疾病与不安。对于香囊，我也是偏爱的，大约是受孔子咏兰、屈原佩兰、勾践种兰、鲁迅采兰的影响，直到今天，我的口袋、背包、卧室、客厅或车座里从来不会缺少装有佩兰的香囊。

记得去年春天，也就是刚进己亥年，父亲突然说：“今年要多备一些药材，特别是可以芳香祛湿的苍术、藿香、佩兰之类，预防瘟病。”因为翻了年就是庚子年。庚子疾病广，虎狼满山川。根据中医五运六气推算，历史上的庚子年自然灾害多，传染病也多。果真一语成谶。到了年底，新型冠状病毒肺炎仿佛从天而降，遍布七大洲八大洋，而且越来越严重。女儿在武汉上中医药大学，年前回家碰巧受凉咳嗽，便有了恐惧之心，要么不停地查体温，要么在网上日夜搜索病毒的消息。除夕之夜，她看着一桌子菜也没心思吃，指着手机里野蜂一样漫天飞舞的冠状病毒让爷爷看，爷爷不理她。爷爷说：“这是标，不是本。中医不兴这个，中医的理论是天人合一和辨证论治。你要看正气和邪气。正气存内，邪不可干，邪之所凑，其气必虚。”

“正气存内，邪不可干，邪之所凑，其气必虚。”来自中医学最早的理论专著《黄帝内经》。它不仅是一句医学箴言，也是一句人生箴言。正气是什么？正气是人的元气、真气，是健康之气、芬芳之气，也是能量、精神，是人用肉身塑造的钢铁长城，是可以让生命屹立在天地之间的浩然之气、君子之气。在宇宙中，邪气比正气多。早春的冽风、盛夏的湿热、秋天的炽燥、冬天的暴雪等自然界的风气都是随时可以侵犯身体的邪气；贪求无厌、追名逐利、残暴不仁、污秽恶俗以及所有逆天地之道而行的风气和作为也是邪气。邪气里最凶狠最厉害的是疠气。疠气又称疫毒、疫气、异气、戾气、乖戾之气，是多种湿、热、浊、毒、瘀等毒气的汇聚。新冠肺炎及所有的流行性传染病都为疠气所致。这次新冠肺炎感染者以年老体弱者居多，就是老年人正气不够，免疫力降低，邪气占了上风。

一个人的一生，就是正气与邪气之间相生相克，互相博弈的一生。正气旺，则胜；邪气旺，则败。这是天地自然万物的规律，也是人类生命的规律。一时之间，怎么提高免疫力，怎么提升正气，怎样才能预防和阻止未来不让更多的病毒和细菌以如此急迫而悲怆的方式来伤害人类成了人们最关心的话题。

关于这些问题，其实中医早就给出了答案。《黄帝内经》说："春夏养阳，秋冬养阴。圣人不治已病治未病，不治已乱治未乱，此之谓也。夫病已成而后药之，乱已成而后治之，譬犹渴而穿井，斗而铸锥，不亦晚乎？"

"不治已病治未病"，真正高明的医生不是治疗已患之病而是治疗还没有发生的疾病。如果等疾病已经发生再去治疗，如同口渴了才去挖井，战斗开始了才去制造兵器，不是太晚了吗？"不治已病治未病"就是趁早提升我们的正气。自然界是人类生命的源泉，春夏养阳，秋冬养阴，起居有常，动静合宜，衣着适当，调配饮食，放下欲望，不贪不妄，调节情志，以顺应自然养生，才能达到增进身体健康和预防疾病的目的。

天地有斯瘴疠，还以天地所生之物以防备之。女儿这些天已经定下心来，她在笨拙地穿针引线学着做香囊。药只有八味，是她自己配制。我看了一下，有佩兰、藿香、苍术、雄黄、花椒、丁香、冰片、菖蒲。每一味都芳香逼人，有君子之风。它们都是疠毒的克星。女儿说，她要做很多很多的香囊，不仅自己用，还要送邻居，送朋友，送给老人孩子以及那些奋战在一线的医护人员和工作人员。无独有偶，远在日本的发小也发来了制作香囊的图片。他说自己在日本也找到了佩兰。在那里佩兰叫藤袴，秋之七草之一，日本人喜欢将其枝叶放进小袋，然后挂在裤带上，所以叫藤袴。这个名字有意思，发小说他如同发现了另一个故乡。说到故乡，这次疫情让我发现地球其实很小很小，小得就像一个村落。这个村落是人类共同的故乡，也是河流、山川、动植物及天地万物共同的故乡。天人合一，大道至简。最复杂的往往也最简单，苦难的去路就是它的来路，由人类打破的生态平衡，也只有人类才能重新构建。

大地冷峻，天空凝重。一年一度的上巳节又要到了，真希望地球上的人类能够反省岁月，重温那个优雅动人的时刻：众人斋戒、兰浴、更衣、净心，虔诚、隆重地叩首，拜苍天、拜大地、拜先祖、拜神灵。

“溱与洧，方涣涣兮。士与女，方秉蕑兮。”见于《诗经·郑风·溱洧》。蕑即佩兰。

年年红药为谁生

芍药

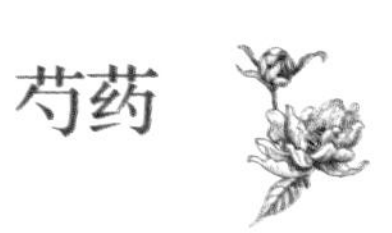

维士与女，伊其相谑，赠之以芍药。

女伴男来男伴女，你说我笑心花放，送你一把芍药最芬芳。

三月三日天气新，长安水边多丽人。爱情和大自然永远是诗歌最好的源泉。农历的三月三，古称上巳日，也就是情人节，草长莺飞，花红柳绿，上至天子诸侯，下至平民百姓，都换上新装，去野外约会。青年男女们手捧兰草或者芍药，喜欢谁就送给谁，尽情表白。古人认为，这一天曾是伏羲、女娲交合的日子，最适合约会、祭祀神灵和祈育子嗣。

碧绿的原野之上，一束兰草，几朵柔美的芍药就情定终身，这是多么古朴典雅的爱情。现代人所谓“钻石恒久远，一颗永流传”的爱情，岂能与之相提并论？

芍药和兰草都是本草，但芍药似乎更有名气，大约是因芍药为花中之相。文人爱说一句话：不为良相便为良医。仿佛鱼与熊掌不可兼得。在我们人类，这确实是两难，但在一株芍药，却可以完美结合。时珍曰：“芍药，犹婥约也。婥约，美好貌。此草花容婥约，故以为名。罗愿《尔雅翼言》：制食之毒，莫良于芍，故得药名。亦通。”

我也特别喜欢芍药，我以为芍药花美在“没骨”。枝叶柔软，花朵也是柔软的。“有情芍药含春泪，无力蔷薇卧晓枝”是花之美，也是女子之美。柔弱者，道之要也。中国画技法里有一种技法叫“没骨花枝”，就是源于芍药。画花鸟时不勾墨线，直接以色彩点、染、皴、擦，整个画面轻柔空灵，妙不可言。一位画家朋友告诉我，没即淹没而含蓄，他画芍药必用“没骨”技法，还要有苍石、残垣或断桥，这叫阴阳结合，刚柔相济。

西方的情人节爱送玫瑰花表达爱意。在我看来，玫瑰完全不能和芍药兰草相比。玫瑰花棱角分明，浑身是刺，于情于理都说不过去，它们还需要与这个世界沟通、和解，需要极其漫长的修行。

种过芍药的都知道，若是种芍药，一定要有牡丹相配。种牡丹呢，也必有芍药。这是为什么呢？有两个原因。一是牡丹和芍药原本就是近亲，同属芍药科，只不过牡丹为木本，芍药为草本。种在一起，一前一后开放，不仅可以互传花粉而且可以延长花期，越开越漂亮。二是因为牡丹花的根也是一味药，叫丹皮。丹皮的作用和芍药相近，清热凉血，活血化瘀，常常需要搭伴而行。

很小的时候，便听过一个故事：明朝一位秀才路过一家药铺见到正在熬膏药的美少女，暗生情愫，想试其才华。秀才出一上联：膏可吃，药可吃，膏药岂可吃。少女听后微微一笑，便应到：脾好医，气好医，脾气不好医。秀才趁热打铁又出一联：春暖带云锄芍药。少女望了望窗外，缓缓吟出下联：秋高和露种芙蓉。后来的故事就不用说了，俩人自然终成眷属。

我和这故事中的女子一样，在药铺中长大。从小便识得许多闲花野草，会熬各种各样的蜜膏，会摊厚薄均匀的狗皮膏药，还会在风和日丽的日子去锄芍药种芙蓉。却唯独没有遇过那样情深的秀才。

十八岁那年，我曾疯狂地迷恋上一位长头发诗人。诗人那年恰巧下扬州，给我带回了芍药根，还夹杂着几株牡丹。洛阳牡丹甲天下，扬州芍药贵于时。我如获至宝，欣喜至极。遂在一个月盈之夜，除掉花圃里所有的花花草草，开始全心全意地种植这些和爱有关的词语和诗句。

初春，红红的小芽芽胖嘟嘟地钻了出来，这一朵，那一朵，像在上演一场红芽秀。那些日子，所有的心思都落在了这些芽芽上，怎么看怎么欢喜，瞅着瞅着院子里就开始花团锦簇了。红色的牡丹花非常傲慢，不轻易搭理人。芍药花朵温柔，白的清新，红的热情。一切都如愿以偿。我着魔似的每天拿着一卷软尺去测量和计算

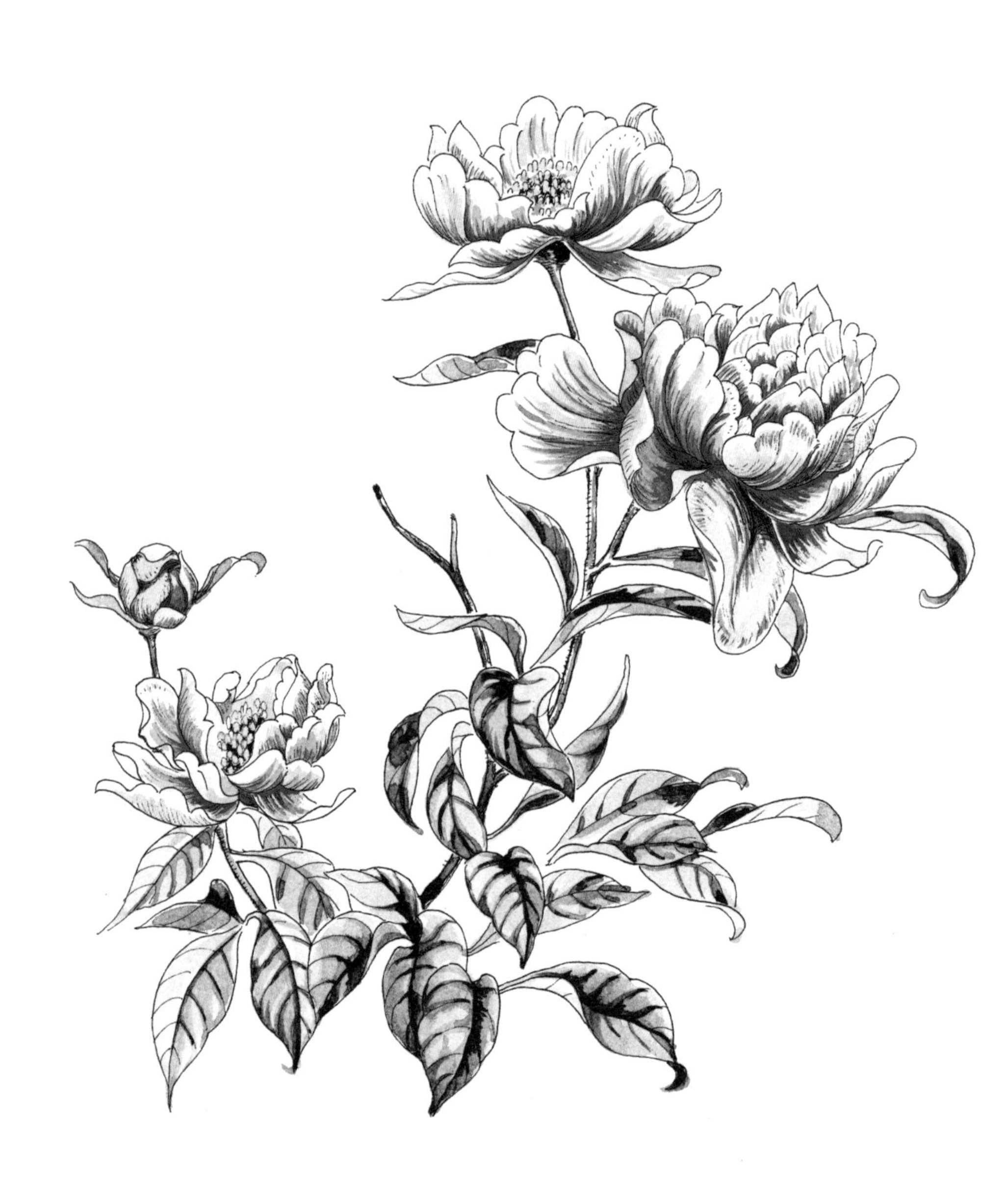

花朵的尺寸、周长、面积，然后欣喜地向诗人汇报。

殊不知，当我还在挖空心思地计算着爱情的质地和重量时，诗人已经移情别恋，迷上一朵紫茉莉。阳光飘走了。所谓的爱情不过是一场花事，无论有着怎么样的盛大、璀璨和美丽，一场风雨过后也会凋谢枯萎。

念桥边红药，年年知为谁生……当我流着眼泪要把这些牡丹和芍药连根清除时，被父亲拦住了。他说这些凋谢的花朵其实还在生长，不过是在向下向内向着更深处的世界攀缘。它们的力气都用在了根上。这些根茎是“女科之花”。它们才是真正的有情有义，是古老而神秘的草木为医，是人世间最深邃柔美的情意。我似懂非懂地听从了父亲的劝告。

秋分那天，父亲让我陪着他挖芍药。刚下过雨，黑黑的泥土松软，没费多大的力气就挖到了根部。却不敢使劲，因为芍药的根太多太长，盘根错节，此起彼伏，一不小心就会伤筋动骨。索性放下工具，用手扒开泥土。也就是一瞬间，一股熟悉的气息扑面而来。这是大地深处泥土的气息，却又夹杂着植物和花朵的甜美，清凉芬芳，辽阔而神秘。芍药的根有两种，白色的为白芍，是经过嫁接栽培后的芍药，白皙浑圆，清滑温润，非常漂亮。红色的为赤芍，是野生芍药的根，为赤红色，纤细清瘦，但筋骨硬挺。有一株赤芍的根，已经穿过了院墙，伸到了邻居的地盘，开始对另一个庄园的探索。我想了想，决定不把它扯出来，算是对过去的一种告别。

女子是花，花也是女子。女人都是水做的骨肉，只有月事通畅，血脉充盈，才能如花朵一样滋润妩媚。当了医生后我才明白，赤芍和白芍果真是“女科之花”。女子要生儿育女，最易出现血虚、血瘀和月事不调等病症。赤芍清热凉血，白芍养血柔肝，缺一不可。

和先生刚认识的时候，他没有送我芍药花，却变戏法似的从兜里掏出一瓶芍药酱，让我大吃一惊。芍药酱我还真没见过，只在枚乘的《七发》里听说过，“熊蹯之臑，芍药之酱”，意思是把熊掌炖得烂烂的，然后配上几勺芍药酱，便是天下最难得的美味。

芍药酱做法：三月三，采取鲜芍药花瓣，细杵捣烂，和以梅子糖霜渍之，为芍药酱。夏秋间，沸水冲饮，色香味均绝。又有晒干为芍药糖霜者，用以蘸角粽，风味亦佳，堪可存至隔岁。

寒门陋室，用芍药酱蘸鱼，蘸清水粽也能吃出满汉全席的味道。

直到现在还被熟悉的朋友嘲笑，没有鲜花，也没有巧克力和钻戒，不过三两勺芍药酱就把你酱住了。还真是这样。或许，一束芍药或者一束兰草最大的愿望不过是拥有柴米油盐酱醋茶的生活，谁知道呢。

“维士与女，伊其相谑，赠之以芍药。”见于《诗经·郑风·溱洧》。

百草长春

远志

四月秀葽，五月鸣蜩。
八月其获，十月陨萚。

四月里远志把子结，五月里知了叫不歇。八月里收谷，十月落树叶。

《七月》这首歌我总是看不够，能看一千零一夜，越看越有故事。像儿时的连环画，像乡下的大戏：冬月狩猎、腊月凿冰、正月修锄、二月耕种、三月整桑、四月秀葽、五月蝉鸣、七月在野、八月在宇、九月在户、十月蟋蟀入我床下……旧物旧事旧人旧时光，消失在时间深处的那些面孔、乡音、气味全部在记忆中开始复活。

记忆真是一个奇怪的东西，它藏在一个看不见的地方，悄悄地联结着我们的过去、现在和未来。偶尔，因为一个小小的按钮就从茫茫的脑海中浮出了水面。

在乡下，人与草木与节气的关系是说不清楚的，春耕为稼，秋收为穑，所有的生命都匍匐在大地上，扎根在大自然的日历里，血脉相连，水乳交融。

孩子满周岁的时候，乡下人最喜欢“试儿”。试儿就是抓周，原生态地预测一个孩子的性情和将来会走什么样的道路。据说我抓周那天，亲戚朋友围了一大圈子，凉席铺在院子里，笔墨纸砚、元宝、算盘、女红等应有尽有。然而，我却一骨碌趴在地上，把准备的物品全部扒拉开，扯了席前空地上一株带着泥巴的野草放进嘴里吧唧吧唧起来。

客人们惊呆了，父母亲脸上有些挂不住……只有田秀才田校长眉头一挑哈哈笑了起来。

“先生，你这个丫头可了不得！有道是处则为远志，出则为小草。将来是宰相的料啊。”田秀才说。

“对，对，那是谢安、姜维式的人物啊！”瞎舅爷也捋着胡子呼应。

“那是，先生家的草自然和别处不一样。”父亲回过味来，哈哈大笑。

说来也怪，长大以后，我竟然很多次梦见自己趴在地上抓着野草大嚼大咽时的场景，和大人们描绘得一模一样。难不成，那时就已经有了记忆？

坐客笑谈嘲远志，故人书札寄当归。远志、当归都是药。远志又名葽绕、蕀蒬、细草、小草。因地上部分植株矮小，只能用厘米计算，被叫作小草；地下根茎服之能益智强志，故有远志之称。阿拉伯世界有句名言：“希腊人只有一只眼睛，唯有中国人才有两只眼睛。”意思是希腊人只是看到自然，而中国人却用多出的那只眼

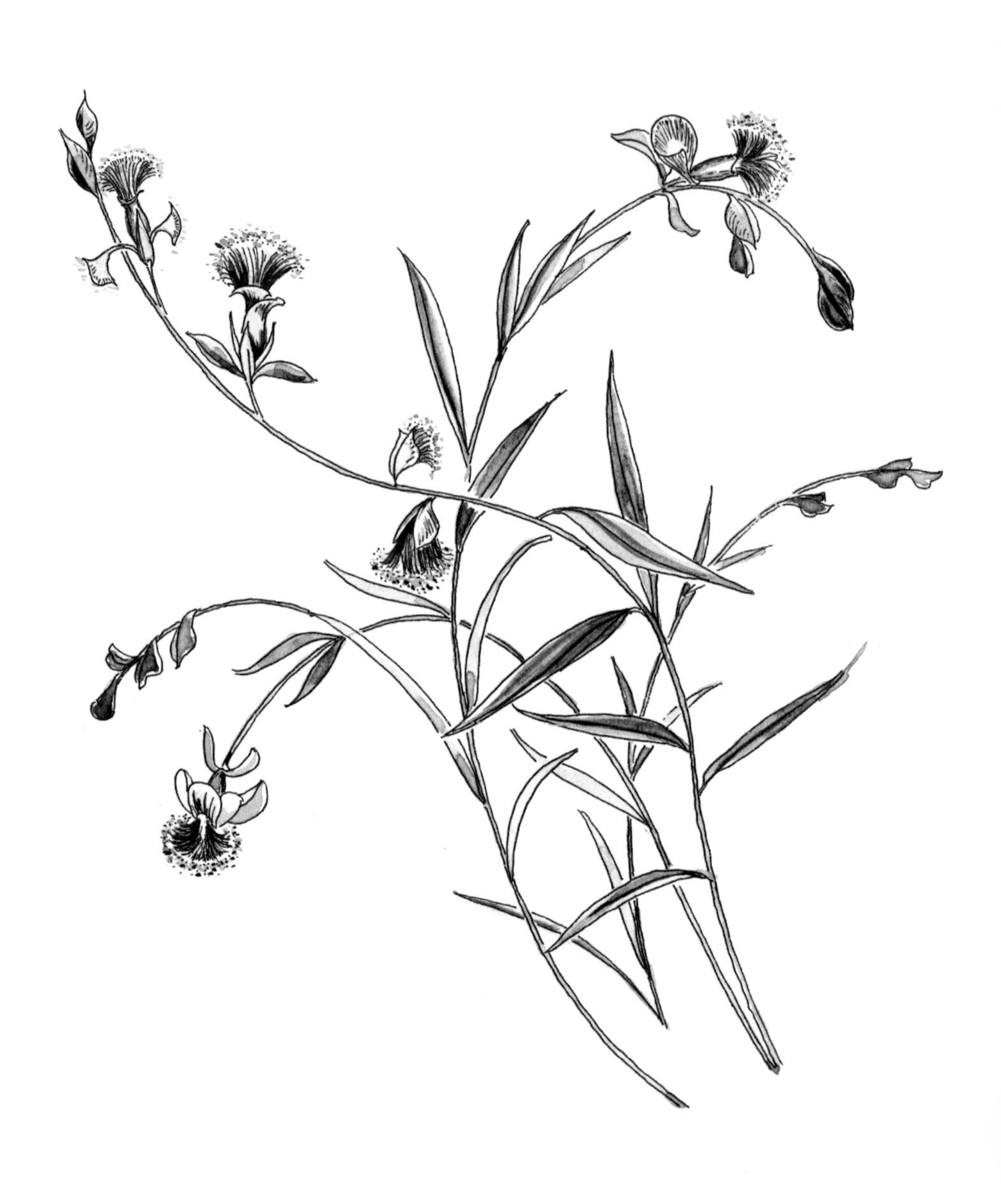

睛看到“人”，看到了生命的真相，并记录下来，于是有了《黄帝内经》，有了中医中药。远志就是最好的例证，小草是自然是肉身是躯体，远志是“人”是精神是灵魂是本源。

因了这两只眼睛，我的童年便有了两个窗口，那就是父亲的神农百草园——中药房。药房不大，也就十来个平方吧，西偏房，土砖小瓦，灰青色，房顶中央嵌了片玻璃，叫亮瓦，露着天光像一本翻开的天书。房内三面墙全是暗红的药柜和抽屉，沉沉的，色调有些重，但多了些阴凉和寂静。门是木门，双开，斑驳破旧，门口卧着一只纯白色大猫，瞳仁闪亮，黑幽幽的，人还没到，就开始喵喵地迎接。木门很少上锁，吱呀一声就开了，缝隙里溢出草本植物的气息，沉郁悠远，浓烈芬芳。

乡下人看病也要论时间。他们总是在黄昏，月亮出来，所有的黍粟都归仓之后。坐在院子里的树桩子上，泡一杯大麦茶，点一杆旱烟，边吸边咳，边星星点点地细述伤痛。一双双粗糙的手放在粗糙的木头上，父亲用同样粗糙的手指轻轻地按了上去，在月光下倾听每一个生命的声音。

白天，这里就是我的世界。母亲说，还真是邪气，这个爱哭爱闹的小丫头，一进药房倒安静了。这儿是植物的博物馆，虎杖、白薇、半夏、春不见、六月雪、千里光、相思子、全当归、怀山药……这些宁静、神秘，散发着山野森林气息的名字，是我最早认识的汉字，是我的星空和大海。一层抽屉就是一个小小的宝藏，是一个阿拉丁神灯，要什么有什么。鱼腥草有腥味；苍耳浑身是刺；甘草让人笑；黄连让人哭；藿香、佩兰有独特的香；五味子让人捉摸不定；薄荷、荆芥有轻薄的气味，像天上的云……这真是一个奇妙的世界，既安静芳香又波涛汹涌。我一屁股坐在地上，仿佛我才是这里的坐堂先生。苦对甜，黄连配甘草；红对绿，红花配艾草；大管小，大黄配小蓟……我在用我的逻辑给我的小蚂蚁小蜘蛛小螳螂们配药，我要医治那些不为人知的伤痛。

昏暗的煤油灯下我盯着父亲抓药。他不称重，他的手就是秤，是最准的戥子，是仙人的手掌。眨眼之间，一味味植物或动物药就在黄皮纸上排好了队，横平竖直，方方正正。只见父亲眯着眼睛朝空中轻轻地一招手，天瓦下悬挂着的素色棉线就应声而来。上下左右，绕过三两圈儿，一剂药就打包好了。掂一掂，鼓鼓囊囊，窸窸窣窣，像远行前的低语。我看呆了。

很多时候，我的父亲并不像先生，反而像个大厨。他在百草园前用几块石头支起一口大锅，然后开始各种煎炒烹炸、焖溜熬炖。酒炙黄连、醋喷香附、盐炒杜仲、姜汁厚朴、蜂蜜冬花、水飞朱砂……这是百草的另一种人生，磨棱去角，炼狱重生。

附子有毒，炮制的时候要格外小心：清水泡、文火煨、入木甑、隔水坐锅。生地黄制成熟地黄的过程最为漫长：九蒸九晒，水蒸为阴，光晒为阳，阴阳和合，不断循环，历时月余。

远志的炮制最让人心疼：秋末春初挖根，去泥沙，阳光下晾晒到二三成干，稍变软时，用木槌用力捶捣，破碎后抽去远志中间的木心。去心因为性燥，“戟人咽喉”，“不去心服之令人烦”。最后再用甘草水或者蜂蜜水煎煮，直到把那颗小小的野心彻底收服。

《药性赋》里说：“小草、远志，俱有宁心之妙。”原来，被“去心”的远志却最“走心”。医书上凡是能提高学习成绩增强记忆力的古方都以远志为主，前有孙思邈的孔圣枕中丹，后有不忘散、读书丸、定志小丸等。养智安神，唤醒记忆，连通未来。这样的“宁心之妙”，不知道让历史上多少文人都为它痴迷。

还记得那一年除夕，天刚降过大雪，奶奶烧火，母亲做菜，我和哥哥打扫卫生，父亲安安静静地坐在院子里写对联。羊毫笔、松烟墨、万年红的宣纸。神农本草园的对联还是那一副，几十年从未更换：厚朴待人，使君子长存远志；苁蓉处世，郁李仁敢不细辛。字是隶体，方劲古拙、醇和自然。厚朴、使君子、远志、苁蓉、郁李仁、细辛都是本草，都是药。柿子树上的三五只小麻雀排着队，看入迷了，一动不动。

最后的落笔是横批：百草长春。好像就是在那一天，我的脑子里突然有了一个清晰的志向：做先生，一辈子与百草为伍。

附

“四月秀葽，五月鸣蜩。八月其获，十月陨萚。”见于《诗经·豳风·七月》，葽即远志。

有瓜自天上来

瓜蒌

> 果赢之实，亦施于宇。
> 伊威在室，蟏蛸在户。

瓜蒌藤长子儿大，子儿结在房檐下。土鳖儿屋里来跑马，蟢蛛儿做网拦门挂。

年轻的男子新婚不久就穿上军装，经历了三年的生死之战，终于可以回家。一路上脑子就成了小电影，镜头里全是家乡：娇妻、房子、小院、柴火、瓜蒌……一个画面接着一个画面。瓜蒌、土鳖虫、蜘蛛网，这些家园里的小东西彻底暴露了一个男人的天真和柔情。

果赢就是瓜蒌，因为音似，又名栝楼、天瓜、吊瓜。如果一定要给记忆中的家园来幅画，我想我也会画瓜蒌：碧绿的藤蔓爬满院落，金黄色的瓜蒌晃着小脑袋钻出来，昆虫在叶子和藤条的脉络上爬行，壁虎们在瓜蒌间互相追赶。地上有三五个小脑袋仰得高高的，正用下巴颏儿对着瓜脑袋，痴痴地发呆。图画的上方歪歪扭扭地写着三个大字：瓜看瓜。

瓜与瓜的命运是不一样的。冬瓜、南瓜、丝瓜、苦瓜这些都是大路货，是下饭菜，不稀奇。天瓜不一样，一刀下去，黄是黄，白是白，黄色入脾，白色入肺。甘寒微苦，清肺化痰，理气宽胸。因了这不一样的特性，天瓜就变得有些神秘和高贵起来。

也有人和天瓜过不去，偏要吃。老胡算是一个。老胡是村里最后一个“阶级敌人”，下放的那些城里人几年前就走光了，山坡上的草棚里只剩下老胡一个。因老胡的老婆娘家是海外关系，扯得远，说不清，也没有人证和物证，老胡就被吊在了这里。

离群索居，又没有人说话，老胡成了最孤独的人。他要么低着头干活，要么围着长白山转圈，要么叼着长烟袋锅子，站在石头上发呆。

那块大石头从长白山的岩缝里突出来，插在山崖，像一颗突出的门牙。瘦高个的老胡最喜欢站在这颗门牙上抽烟。太阳出来时站在那里，太阳落山时还站在那里，像一个感叹号。时间长了，他就变成了一棵细细的树，长成了那岩石的一部分，村里人抬头看不到他，反而不习惯。也有人喜欢恶作剧，冷不防地去推老胡，老胡不仅不害怕反而顺势要飞下去，把人家吓得赶紧一把扯住。

有一年，上面突然来了任务，让家家户户种烟叶。种烟叶要有炕烟炉。修炕烟炉可不比打土灶台，要有技术，炕道、地洞、烟囱和火垄全按比例设计，不能有一点儿差错。大伙正着急时，老胡猫着腰过来了。只见他顺手扯了一根树枝就在地上画了张图纸。一幅精巧的炕烟炉图纸，火垄前面连着炕道，后面连着烟囱，中间部分扭来扭去，九曲十八弯，一个弯都不少。

那一段时间，老胡成了胡技术。家家都来请吃饭，老胡也不拒绝，他不说话，不贪菜，只贪酒。一口能喝半吊子，半吊子是二两。可是，老胡喝不了几口就醉了。老胡喜欢醉，我们也喜欢老胡醉。有一次，老胡醉了，突然从怀里拿出了只蝈蝈，绿茵茵的，翡翠一样，装在小玻璃瓶里。老胡对着蝈蝈唱歌："长太息以掩涕兮……亦余心之所善兮……"我们听不懂，只是觉得押韵，很有味。他在外面唱，蝈蝈在里面唱，一唱一和，一屋子的兮兮，比鼻涕眼泪拖得还要长。过了很多年，我们才知道那是《离骚》，是离别的忧伤。胡技术事实上是胡教授，名牌大学里的教书先生。

老胡吃瓜蒌从不避人，开始一个星期两个，后来就变成了一天一个。他不慌不忙地摘下瓜蒌，放上砧板，挖个洞，掏出大约一半的瓜子，换成一小把杏仁放进去，封好。掂两块砖头，架上干树根，火苗最旺时，把瓜蒌囫囵个放上，滋滋滋滋……金黄色的瓜蒌像小鸡儿一样叫起来，很快就开始变软，变焦，变成一团灰色的雾，袅袅绕绕，向天边弥散。等冷却后碾为粉末，加醋糊一大碗。

烤好的瓜蒌外焦里黄，空气中飘着一种清苦奇异的香。这是一碗天瓜菜，老胡每顿饭都会来两勺，配着白萝卜一起下饭。瓜蒌子

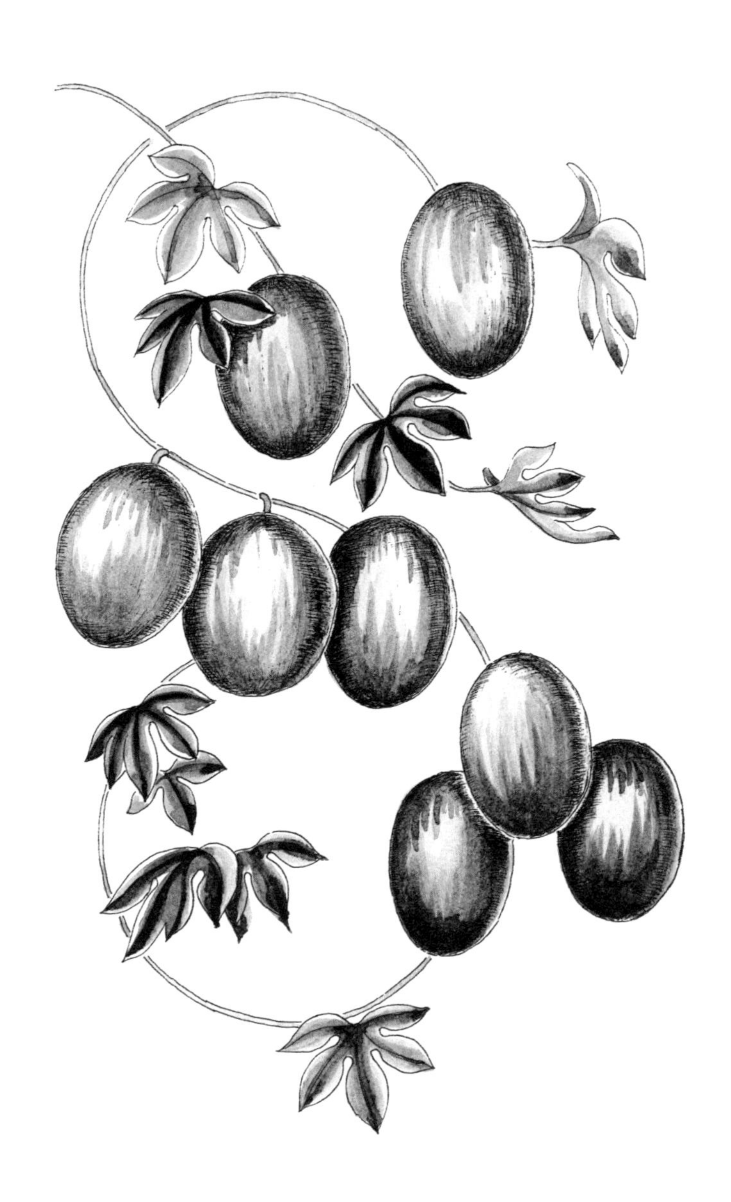

老胡也留着，加上小野蒜的根（薤白）和老鸹头的根（半夏）煮熟了配苞谷酒。

老胡吃天瓜吃那么凶，怕是快到那边了。村里的老人在私下里嘀咕。老胡的样子确实很吓人，心脏有毛病，肺也有毛病。呼吸费劲儿，喉咙嘶哑，说不出话，只会哼哧哼哧地响。腰也弯得厉害，从石头上的感叹号，变成了问号，后来几乎变成了句号。村里人厚道，都盼着老胡能回城。大队干部也着急，怕再拖老胡就回不去了，主动去上面找关系。指标还真给弄了一个。

老胡的老婆早被折磨到了那边，没有人来接老胡，村长亲自拉着板车上阵，老胡爬了半天才爬上去。乡下人没有东西送，就摘了好些瓜蒌放在板车上。老胡坐在一堆稻草中间，瓜蒌在车上滚来滚去的，老胡生怕瓜蒌颠来颠去颠破了，便佝偻着腰把瓜蒌揽过来抱着，像抱着亲人和孩子，抱着一团金晃晃的随时都会飘走的阳光。

“这个老瓜娃子！”送行的人笑着说。

每天靠着几个瓜蒌度命，老胡的日子还能有多长呢。恐怕只有天知道。

然而，我们宁愿相信，天使不会老。瓜蒌也是有根的，有根的事物都不会老。冬月瓜蒌叶落，其气尽归于根。瓜蒌的根叫天花粉，晶莹洁白，性寒如雪，生津止渴，清热泻火。这样的根，是天使给人间留下的路径。金色的瓜蒌，是路径上的种子，正在一个又一个破碎的肢体里新生。

这边,《诗经》里那个年轻的男子还在路上，家里的妻子听说丈夫要回来，连忙照镜子，用家里仅有的瓜蒌汁擦擦脸，抹抹手，润泽一下干燥的肌肤。她怕苍老，怕心爱的人看到自己容颜憔悴。她哪里知道，丈夫比她还要担心，丈夫还怕她已经熬不过岁月逃跑了呢。

这个小伙子让人欢喜，这样的小夫妻也让人欢喜。读《诗经》的时候我仿佛看见，有许多金灿灿的瓜蒌，正悬挂在高高的屋檐上，散发着太阳一样的光芒，照耀着这尘世的暖老温贫。

“果赢之实，亦施于宇。伊威在室，蟏蛸在户。”见于《诗经·豳风·东山》，果赢即栝楼或瓜蒌。

呦呦鹿鸣

青蒿

呦呦鹿鸣，食野之蒿。
我有嘉宾，德音孔昭。

一群鹿儿呦呦叫，在那原野吃青蒿。我有满座好宾客，品德高尚有美名。

这首《鹿鸣》是《诗经·小雅》的第一篇，沉静温雅，唯美端庄。写的是古代贵族宴请宾客时的宴会歌，旋律优美，从容舒畅。因伏鹿谐音“福、禄”，后来发展到了唐代，据说还有了专门的“鹿鸣宴”，宴席上专唱《鹿鸣》歌，为金榜题名者庆贺。

十九世纪三十年代，在浙江宁波，一位叫屠濂规的男子，看到这首诗歌，突发灵感，兴奋地给刚刚“呦呦”落地的宝贝女儿取名“呦呦”。可爱、美好、和谐之意。殊不知，这只可爱的小鹿呦呦竟然与青蒿结缘，并因为青蒿在世界医学史上大放异彩。

屠呦呦获得诺贝尔生理医学奖后，青蒿也成了“明星”。许多朋友让我带着她们去采摘。到了野外，碧绿碧绿的，这儿一簇，那儿一片，山谷、林缘、路旁、沙地、河边，到处都是。小株的贴在地面，大株的高过人头。大家惊讶地说："不就是野蒿子吗？"对啊，谁说不是呢！蒿为草之高者也，青蒿就是最不起眼的野蒿子，植物学里也叫黄花蒿。"二月出苗，茎粗如指而肥软，茎叶色并深青。其叶微似茵陈，而面背俱青。其根白硬。七八月开细黄花颇香。结实大如麻子，中有细子。"这是李时珍对它的精简素描。总体来说就是个大、叶细、茎直、花碎、色青，性寒、味苦。

看起来好像很简单，要采青蒿其实并不容易。因为同科同属的野蒿子太多。小时候去山上采药，为了分清艾蒿、茵陈蒿和青蒿我可是费了不小的劲。后来总结出一条经验：揪揪老根摸摸叶子看看花儿。一株蒿子能揪出老根的必定是茵陈蒿，因为茵陈的根经冬不死，至春又生。艾蒿叶片粗糙肥大有白毛，背面更甚；茵陈的叶子爱缩成一团，摸着绵绵的，异常柔软；青蒿的叶子细小互生，两面都是绿汪汪的，看起来特别清纯。等到蒿子开花，区别才会明显一些。艾蒿的小花儿偏紫色，不注意几乎看不到；茵陈蒿和青蒿的花儿都是淡黄色，很漂亮，不同的是茵陈蒿的花朵大，总是仰着脸簇在枝头，青蒿的花儿喜欢垂着头，带着浅浅的羞涩。试想，若是让这菊科的三个美女搭台唱戏，那艾蒿就是老旦，茵陈蒿为正旦，青蒿当是闺门旦。

青蒿入药，最早见于马王堆三号汉墓出土的帛书《五十二病方》。“她发现了青蒿素，这种药品可以有效降低疟疾患者的死亡率。”这是诺贝尔生理医学奖给予屠呦呦的颁奖理由。要说治疗疟疾，不过是青蒿的特长之一。医书上记载青蒿禀天地芬烈之气以生，味苦气寒。苦能泄热杀虫，寒能退热。所以它最擅长的是退热，退虚热。草药里能退虚热的不多，常用的不过白薇、地骨皮、柴胡等几味，青蒿排在第一名。虚热是什么呢？虚热其实就是一种感觉：口干舌燥、面颊潮红、心烦意乱、手脚心发烫、骨蒸、虚汗等。感觉很热，查体温却并不怎么高。这样的虚热多是因为生活没有节制，劳伤过度导致的脏腑失调，阴阳气血虚亏。虚而生内热，热进而化虚火。临床上，除了用于疟疾，青蒿对暑邪发热、阴虚发热、湿热黄疸、痢疾寒热等凡是涉及阴虚内热的疾病都有治疗功效。但来来去去似乎都离不开那一个字：“热”。除虚热，去喧哗。

还记得当年我第一次用青蒿是给一位老太太，慢性肾炎恢复期，突然感觉低热，不定期反复发作。检查的时候发现她特别瘦弱，舌质红，舌苔少，脉搏细数，很明显的阴虚内热体征，决定用青蒿鳖甲散治疗。方中鳖甲滋阴退热，入络搜邪；青蒿芳香，清热透络，引邪外出，即所谓的“先入后出之妙”。两味相合，共为君药。再有生地黄、知母等臣药为辅。用了一个疗程，老太太有了明显好转。她随口问用的什么药，我如实作答。谁知，这一答就出了岔子。老太太听后，再也不肯用药。原来，老太太吃斋念佛多年，不杀生不结怨，听说方子中有鳖甲，犯了大忌。后来经过反复沟

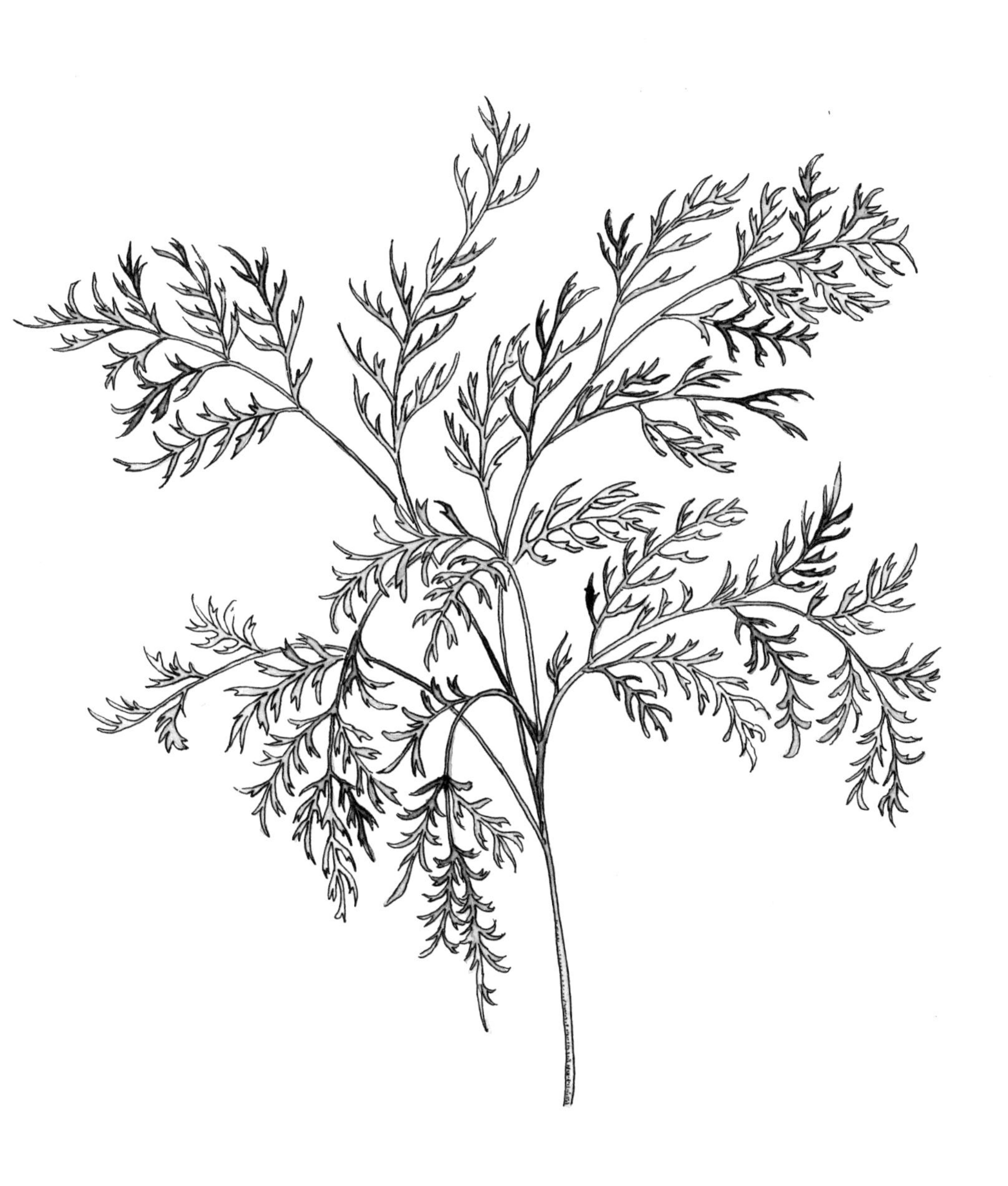

通，直到把方子中的鳖甲换成差不多同等功效的地骨皮（枸杞根），老太太才同意继续吃药。

这次意外，虽然被老太太上了一课，还是颇有收获。除了明白问诊要细致入微面面俱到之外，我还发现青蒿退虚热果然奇妙。难怪屠呦呦从“青蒿一握，以水二升渍，绞取汁，尽服之”这十五个汉字中就发现了治疗疟疾的奥秘。什么意思呢？就是疟疾犯了，去野外扯一把青蒿，清水洗净，然后捋起袖子绞毛巾一样绞出青蒿的汁液，趁着新鲜全部喝下。简洁、自然、有力。不煎、不熬、不煮，不做任何加工，保持植物原始的状态和温度。要说，这真是比所有的诗词歌赋都要美的语言。让人难以置信的是，这样优美、严谨、有温度的箴言，在葛洪的《肘后备急方》中，比比皆是。肘后方，意在让人挂胳膊肘上，随身带着的应急书。书中不仅药方实用，药材也全是青蒿之类的常见中草药。好一部肘后方，不知道还隐藏着多少草木与生命的密码。

近些年，由于环境改善和预防得力，国内疟疾病例几乎已经绝迹，青蒿素的用量极少。但我发现，中药里青蒿的用量却是有增无减，越来越大。原因是近年来糖尿病、高血压、甲状腺功能亢进、肿瘤、精神障碍等慢性病人群一直在逐年递增。这些病大部分都有虚热症状。我还发现，这些慢性病以从事脑力劳动的知识分子和中层干部居多。发病之前或多或少有过一些征兆：口干口苦、面红耳赤、心烦意乱、精神紧张、梦多、虚汗盗汗等。总结了一下，大致有以下几类：头衔特别长，会议特别多的华威先生类；里子薄弱，面子却极重的高老夫子类；腹中空空却挂着所谓遗老的牌子到处搞恫吓欺骗的赵七爷……诸如此类，多因生活中或工作中一件任务拔得头筹、一篇文章上了头条、一幅画卖了高价或者一次演讲上了热搜等，虚荣心极度膨胀，欲望的丛林杂生，体内的火焰山爆发，小火苗嗖地一下就窜了出来。

虚生热，热生火。虚热过度还会导致妄想症，生出各种莫名其妙的虚妄，严重的会星火燎原。这样的人也要用青蒿，而且用量要大。极苦极寒才能把那些虚火降下去，虚妄压下去。静乃明儿。致虚极，守静笃。

没有一种生命是简单的，也没有一种生命是卑微的。呦呦，是温柔的小鹿鸣叫的声音，也是所有微小生命发出的田园之音。一棵草、一株树、一滴水、一座山、一只小鹿都有来历，有温度，有时光赋予它的美和命运。活着的意义，不过就是在冥冥之中追寻这些单薄、柔软、慈悲却又坚韧的声音吧。葛洪、屠呦呦都是低温的人，他们守着内心最原始最质朴的声音，抛开尘世的欲望，坚持自己，把学问做到了极致。见素抱朴，少私寡欲、绝学无忧。他们为人类做出了贡献，史册将永远留存他们的名字。

呦呦鹿鸣，食野之蒿。我有嘉宾，德音孔昭。《诗经》也是清凉寂静的。听中医药大学的朋友说，自从屠呦呦获奖后，报考中医中药专业的孩子明显增加。还有，现在的孩子一出生，爸爸妈妈就开始翻《诗经》看《楚辞》。女孩子的名字必定源于《诗经》，男孩子的名字必定源于《楚辞》。这样的“明星效应”也算是一种传承吧。

附

“呦呦鹿鸣，食野之蒿。我有嘉宾，德音孔昭。”见于《诗经·小雅·鹿鸣》，蒿即为青蒿。

小灵魂

枸杞

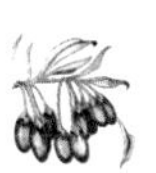

陟彼北山，言采其杞。
偕偕士子，朝夕从事。
王事靡盬，忧我父母。

登上北山头，为把枸杞采。强干的士子，早晚都当差。王家的事儿无穷无尽，带累父母难解忧怀。

为什么有的人什么都不用做，只是扯扯淡耍耍嘴皮子，就可以升官发财，高枕无忧？为什么我天天奔波忙碌，小心谨慎却过得这么辛苦？这是一个天天跑腿的小官吏在发牢骚倒苦水。

古人如此，今人何尝不是这样。

张爱玲说，中年以后的男人，时常会觉得孤独，因为他一睁开眼睛，周围都是要依靠他的人，却没有他可以依靠的人。

这句话说到了男人的心坎里。其实，不仅男人，女人也是这样。中年以后，唯一可以依靠只有自己，自己的肉体和灵魂。而这时的身体，却恰恰也在走下坡路。人到四十四，眼睛就长刺。衰老从神明开始。眼睛干涩、头晕、脱发、易疲劳、记忆力下降、注意力不集中。一大早起床，头空空的，腰酸腿软，耳边有蝉鸣，看云在雾中，曾经的梦想和激情像箭一样被绷紧的神经射向了不为人知的角落。做检查，查不出所以然。去老中医那儿号脉，终于得出两个字的结论“肾虚”。

肾一左一右，藏在我们腰身的节骨眼里。肾结实了，才有精力，才能挺起腰杆做人。中医说肾藏精，主生殖发育，为生命之源，关系着人类的生存繁衍。肾虚就是肾脏的精气神不足。有经验的老中医还会问你：“怕冷吗？出虚汗吗？”阳虚怕“寒”，阴虚怕“热”。这是为了验证一下你到底是阴虚还是阳虚。懂行的人都知道，阴虚要用左归丸，阳虚要用右归丸。眼睛特别干涩的加上杞菊地黄丸，想要宝宝的再加上古今种子第一方——五子衍宗丸。

看起来好像很复杂，其实挺简单，前后左右，走对了路，所有的问题都迎刃而解。有意思的是，这几种药丸里都少不了一味——枸杞。枸杞如梦想如灵魂如背景音乐，可上下来去自如。如《本草汇言》所载：枸杞能使气可充，阳可生，阴可长，血可补，火可降，风湿可去，有十全之妙用也。不同的是，枸杞在五子衍宗丸中为君，右归丸中为臣，左归丸中为佐，杞菊地黄丸中为使。这可不像人类，君臣上下有天壤之别，划出三六九等，分出贵贱尊卑。植物们有自己的追求和原则，君臣佐使，可上可下，能左能右，哪里

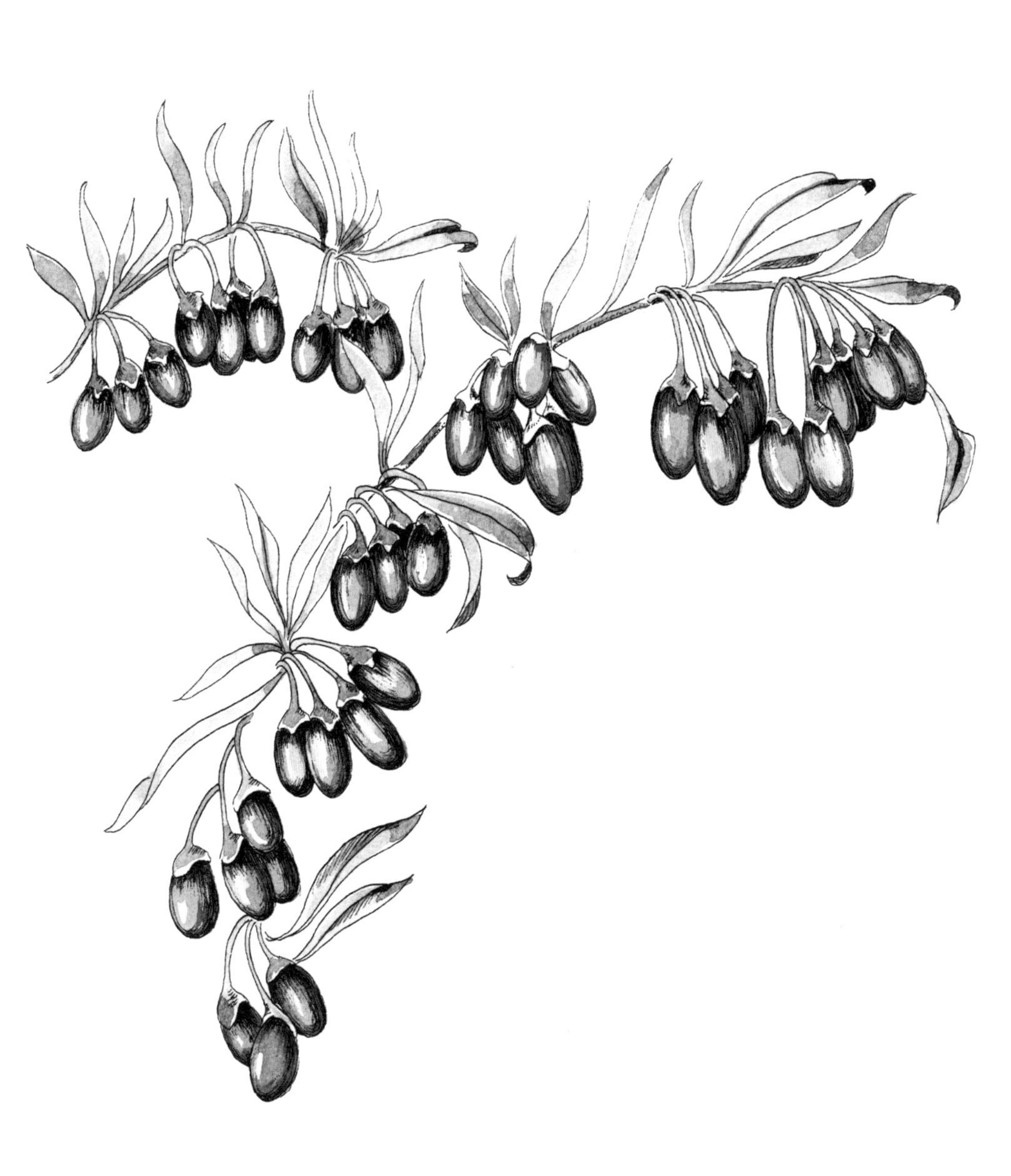

需要就在哪里，该做什么就做什么，安身立命，乐在其中。

所以，人到中年不得已，保温杯里泡枸杞。一个保温杯，几粒宁夏枸杞成了中年男女的“标配”。

据考证，诗中的北山就是现在的宁夏中宁一带，著名的枸杞之乡。诗三百中，有六篇提到枸杞。诗中古人悲伤的时候去采枸杞，累了在杞树的枝旁歇息，欢聚的时候露珠在杞子的枝头闪闪发光。

一年前的秋天，正因工作和生活中的一些事情达不到理想状态而烦恼，朋友约我去大西北，便欣然应允。当火车呼啸着到达宁夏的时候，天空忽然亮了起来，处处澄明清澈。远山青幽，黄河安静，水流温顺而丰腴。路上的行人虽然行色匆匆，但是步履轻盈，面容祥和而宁静。

山坡上的枸杞饱含汁液，红亮亮、娇滴滴的，像在等待着什么。一群男女老少正忙着采摘。采枸杞全靠手工。我们也想上去试试。没想到，杞树的叶子碧绿，枝条柔软，枸刺却尖而凌厉，冷着眼睛，一丝不苟。还没采到一捧，就被刺伤了好几处。几个不服输的鄂西北大汉，发誓一定要采完几株。对枸杞来说完全陌生的几双眼睛冒着金光，攒足劲儿盯着，喜悦而郑重，生怕遗漏了一个小灵魂。采着采着，热烈的枝条终于卸下了重负，红色还原成了绿色，时光越来越安静。渐渐地，尘世的心软了，欲望的念想也沉了下来。奇怪的是，宁夏人至今也没有使用可以快速采摘的工具，我想一定不是因为找不到，只是他们不忍心让这些娇嫩的小东西受到伤害。一粒粒小心地采撷，握在温暖的手心，才最放心。

雪霁茆堂钟磬清，晨斋枸杞一杯羹。清晨，从一碗红红的枸杞羹开始，中午枸杞鸡汤，下午枸杞菊花茶，晚上是枸杞红枣酒。在宁夏，我们每天都醉倒在这一抹玛瑙红中。宁夏人有三分之一是回族，信仰伊斯兰教，念《古兰经》。洁净整齐的街头会屡屡走来蒙盖纱穿长袍的伊斯兰妇女，高鼻梁，大眼睛，目光深邃悠远，看你一眼，就像穿越了时空。我注意到，除美女外，宁夏的中药房也特别多，每一个药房都高高悬挂着“长寿丸”的宣传画，红艳艳的。当地人耐心地教我们做“长寿丸”。“春采枸杞叶，名天精草；夏采花，名长生草；秋采子，名枸杞子；冬采根，名地骨皮。并阴干，用无灰酒‘米醋’浸一夜，晒露四十九昼夜，待干为末，炼蜜丸，如弹子大。每早晚各用一丸，细嚼，以隔夜百沸汤下。”我知道，这个方子来自《本草纲目》，用了无数个年头，经久不衰。

春采杞叶夏采花，秋采奶子冬采根。这小小的枸杞，和宁夏人一样，在此落户生根，占据了几千年的时间和空间。我相信，天精草、长生花、枸杞子、地骨皮，这些尕尕的宝贝已经融入了宁夏人的血肉、筋骨、脉络和情感，成为不可分割的一部分。

或许真是枸杞的作用，宁夏的长寿老人特别多。中宁的老张，几代人都在种枸杞，年近七旬身板硬朗得像个小伙子。他手把手地教我们辨认枸杞的真假。宁夏枸杞色艳、粒大、肉厚、皮薄、质轻、脐白、泡在水中不下沉，闻着有清香。忍不住拿起一粒放进嘴里，慢慢地咀嚼，果然口感纯正，入口甘甜，只是细品之后有淡淡的清苦，仿佛在吟一首喜忧参半的小诗。枸杞因吾有，鸡栖奈汝何。哪一粒枸杞能医好我的困惑与烦忧？

老张脸黑红黑红的，看起来有点粗糙，但为人真诚，重情重义。说到儿子，老张的话就多了。老来得子，儿子从小聪明伶俐，喜欢小鸟，会唱几十种曲调的花儿，是学校有名的“漫少年”。大学毕业却迷上了魔术，从北京到上海，处处拜师学艺，想当魔术师。

“魔术师不就是要奸卖滑，搞一些骗人的小把戏吗？”老张黑着脸说。

“魔术师也是职业，是一门艺术。”

“那倒也是，我看春节晚会上还有一个叫什么谦的也在表演。”

“当然，特别聪明的孩子才能当魔术师。”

“我那小子，就是太聪明……”

老张的话匣子关不住了，还把家里的相簿翻了出来。照片中，那个有着魔术师梦想的孩子真是漂亮，黑发卷曲，目光清澈，笑容甜美，浑身透着灵动。一个有梦想的孩子，怎么看都是美的。

面对着一个执着地追求梦想的灵魂，再多的牵挂和烦扰又算什么呢。

临别的那晚，两碗酒下肚，老张兴致起来了，呼地一下站起来为我们唱起了花儿：“尕果果红呦，尕妹仔你啥时候回来喂……”

音色粗犷高昂，深情饱满，穿透了星空。这是只有大山黄河才能养育出来的洪亮嗓子。听着听着，感觉自己就像一只鸟儿，跟着歌声飘荡到了山野。是谁说的，鸟儿飞上了天空，天空就有了灵魂。

“陟彼北山，言采其杞。”见于《诗经·小雅·杕杜》和《诗经·小雅·北山》。杞即枸杞。

人生如寄

桑寄生

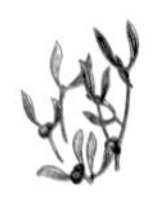

茑与女萝，施于松柏。
未见君子，忧心奕奕。

茑草女萝蔓儿长，依附松枝悄缠绕。未曾见到君子来，忧思绵绵生烦恼。

这首诗写的可不是爱情，是一个贵族请他的兄弟、姻亲来宴饮作乐。赴宴者写了这首诗，用寄生草和女萝缠绕松柏来表示亲戚们对这位贵族的攀附。后来，这种缠绕又被引申到爱情婚姻等很多领域。

人活着，不能选择自己的出生，也不知道哪一天会突然消失。这就是所谓的命运吧。寄生草和女萝一样的命运。每次读到这里，我就会莫名地忧伤，仿佛有幽微的叹息从时光的丛林深处传来。茑草，也就是寄生草，让我想起了曾经遇到的一位女孩，血液病专科重症监护室里的二十三岁白血病女孩虹。因为一些机缘，我和虹成为莫逆，得到了她的馈赠。以下是虹在弥留之际记下的日记：

透过房间的玻璃窗，触目可及的是一堵高高的院墙，冒出院墙之外的是树枝和树叶。茂密的层层叠叠的树叶，一片又一片，像这病房的日子一样单调、重复、沉闷而无趣。桑树应该有很多年了吧，树根粗壮，树皮粗糙。我每天都在期待着桑树能快点开花、结果、长出紫红的桑葚。可是，迟迟地不见花开，却看见一根横斜的树枝上长出了怪怪的东西。先是鹅黄而模糊的一团，像一条粗大的毛毛虫，然后有小叶片伸出来，像一只小小的鸟儿，怯怯地站在那儿。这个小东西勾起了我消失已久的好奇心。

在望远镜里，我看清楚了，这个怪东西果然和所有的桑叶都不同。叶片泛白，小巧而精致，从光滑优美的树枝上突兀地钻出来。显然是个异类，是朵小小的奇葩。多么像我骨髓里那些增生的白血病细胞啊。漂亮、另类、与众不同，在不该长的地方生根蓬勃。

我问奶奶那是什么。奶奶说是桑寄生，靠桑树生长的一种寄生植物。是那些贪嘴的蜡嘴鸟、灰椋鸟或者白头鹎们，吃寄生果时不小心把果核粘在树枝，或者吃得太多，在枝头拉出带有果籽粒的粪便。三年五载，果籽受风露之气发芽、开花、结果。这些枝叶四季常青，像鸟儿一样挺立枝头，叫茑，也叫寄生。生长在桃树上的叫桃寄生，柳树上的叫柳寄生，槲树上的叫槲寄生，桑科植物上的便是桑寄生。

第一次听说世界上还有这样的植物。我明白了，原来植物和人一样，也没有办法选择自己的出生。

这株桑寄生成了我单调的生活里最大的乐趣。看着寄生一天一天地长大，颜色、脉络和姿态也越来越与众不同。可能是阳光和雨露比别的叶子得到的少一些，她总是长不大，单纯、稚嫩、拘谨、羞涩、充满戒备，孤单而卑微地站在那个小小的角落。我能感觉到她对这个世界有一种天然的疏远和隔离。多像童年时候的自己。母亲的突然消失，父亲的长年不归。在奶奶家，有叔叔婶婶，有弟弟妹妹。他们是完整的家，我是多余的。无处安放。走到哪儿都是低着头，搓着手，耷拉着眼皮，不知道该怎么面对自己、面对他人和这个世界。

我现在每天早晨睁开眼睛的第一件事情就是拿起望远镜，看一看寄生草又长大了没有。寄生草成了我唯一的朋友。我给她唱歌，给她讲故事，给她诉说心底的疼痛和秘密。太阳升起，月亮落下，总有说不完的心里话。我知道，我高兴的时候她也是高兴的，我惆怅的时候她也是惆怅的。因为，我能感受到她在微风中的颤抖和雨滴下的畅快。

发烧、恶心、呕吐、掉头发、牙龈口腔鼻腔不停地出血，让我的身体越来越衰弱。真怕有一天会丧失了拿望远镜的力气。大个子的刘主任说除了化疗，换骨髓是最好的治疗办法。可是，哪里能找到合适的髓源呢？最好的髓源是亲兄妹，可是亲兄妹在哪儿呢？同父异母的弟弟还是同母异父的妹妹？他们怎么会愿意呢？他们太遥

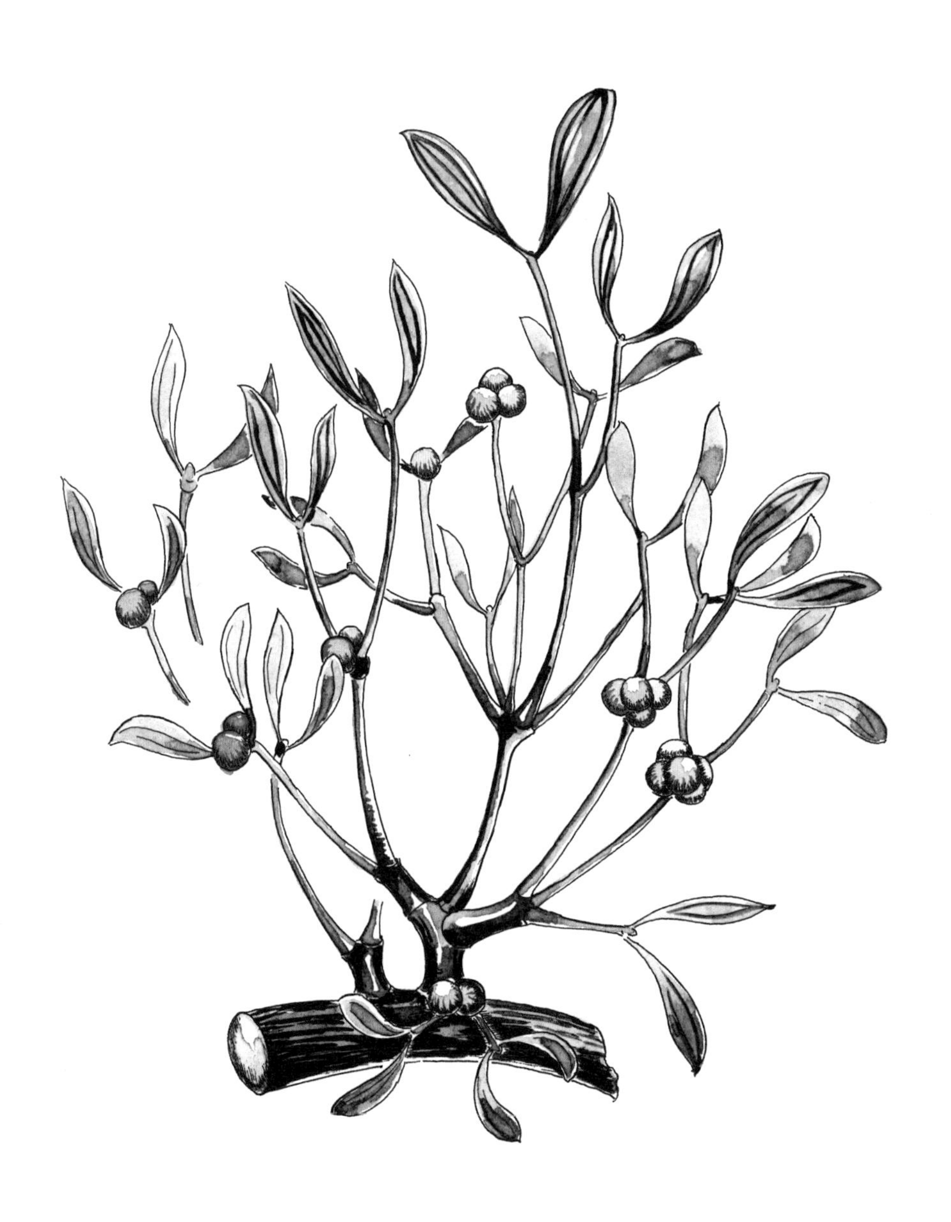

远了，像隔着一座又一座的高山，活在另外一个人间。我知道奶奶在走廊里背着我，一次又一次地给那两个给予我生命的人打电话。

可是，又有什么用呢？

正中午的时候，我看到一只很大很大的花喜鹊站在桑树上，张着尖尖的嘴巴在使劲地啄着桑寄生。我听到了寄生草的呼喊和哭泣，我恨死了那只花喜鹊，真想一枪把它打死。我想挣扎着爬起来，去把那株桑寄生扯下来。我宁愿她死，也不愿意看到她被欺负被羞辱。即使是寄人篱下的，也不可以被轻薄，也不能任谁都来拿起它，斟满自己的酒，喝一杯。

我早就想明白了，寄人篱下不外乎三种结局：要么自怜、自卑、自怨、自艾直到自焚，和林黛玉一样；要么自尊、自爱、自立、自强，和简·爱一样；要么带着天然的仇恨，在无休止的报复中度日如年，和希斯克利夫一样。若不是这个病，我是一直想做简·爱的。

没想到，我竟然挨到了冬天。没想到，所有的桑叶都落尽了，寄生竟然还在，而且开花结果，黄色的花，红色的果，像顶着一个又灿烂又美丽的花斗篷。我惊奇地张大了嘴巴。奶奶说，寄生是药呢，这也没啥稀奇。

原来竟是这样。我开始在网上搜索寄生的前世今生。果然，所有的寄生都是本草，生不着土，资天气而不资地气，却正好滋养人体虚空的血脉。寄生中以桑寄生为最。维桑与梓，必恭敬止。古代桑树多，桑本为神树，寄生又得桑之精气，所以药效最好。味苦性平，可祛风湿，益肝肾，强筋骨，安胎。

时珍说，采得寄生，不能见火，不能见铁，只能用铜刀慢慢地锉其根枝茎叶，阴干后备用。这样的医者，这样的尊重，这样的寄生，是可遇而不可求的。

一位不知名的医生在博客上写下了一段这样的文字：用桑寄生保胎，治疗先兆流产效果最好。那个时候的胎儿还在空中，不过是一坨血，一团空气，一节基因密码，是三叶草上的露珠，是黎明前的花骨朵，稍有风吹草动就会滑落、消失。治疗的时候，除了补气止血之外最常用的就是菟丝子、桑寄生、川续断和阿胶，因为这一类药物都有一样的脾气秉性，那就是顽强、坚毅。这是清代《医学衷中参西录》中的“寿胎丸”，也是宝宝生命中的第一碗独活寄生汤。从此，长路漫漫，磕磕绊绊的五味人生拉开序幕。

可见，这样的寄生也是简·爱呢。

《红楼梦》里宝钗生日，贾母让点戏，宝钗点了一出《鲁智深醉闹五台山》，并向宝玉推荐了一曲“寄生草”，宝玉听后，高兴地拍膝叫绝。

看着桑寄生，我忽然明白，虽然曲中唱的是鲁智深被迫出家当游僧，赤条条来去无牵挂，其实是在说宝玉自己。鲁智深出家是被逼无奈，贾宝玉呢，抛弃荣华富贵也要去做和尚，做一株寄生草，当是大彻大悟，看破尘世，活出了境界。

明天将是最后一次化疗了。《本草纲目》里的那句话：在树为寄生，在地为窭薮。——是说生命的顽强吧。无论如何，我也是不惧做一株寄生草的。

我闭上眼睛在心里一遍一遍地告诫自己。

……

透过房间的玻璃窗，触目可及的是一堵高高的院墙，冒出院墙之外的是树枝和树叶。茂密的层层叠叠的树叶，一片又一片。日子陡然间变得珍重起来，绿莹莹的，不再是简单的重复，而是一日比一日的繁密茂盛。

这最后一个自然段，是我加上的，不过是在重复女孩虹的日记。当然，也是在重复生活，重复生活里的珍稀和贵重。

“茑与女萝，施于松柏。未见君子，忧心奕奕。”见于《诗经·小雅·頍弁》，茑即寄生。

余生余事

荩草

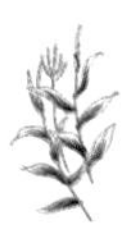

终朝采绿，不盈一匊，

予发曲局，薄言归沐。

整个早上采荩草，荩草不满两只手。我的头发卷又曲，我要回家洗洗头。

诗中的女主人因为丈夫出门，过期不归，心里愁闷，做什么事情都没有心思。采了半天，荩草没采到一捧。最后，她下定决心，等丈夫回来以后，无论打猎钓鱼，都要互相厮守，永不分离。

采绿。这绿其实就是荩草，也叫王刍和菉。这个小草的名字还真有意思。“绿”这个名字，一听就像要滴水，美得不行。为什么叫绿呢？我想一定是因为它的茂盛。荩草绿茵茵的，一长就是一片，有水的地方就有它的身影，遍布大江南北。在荆楚大地，江河湖泊众多，荩草更是特别繁茂。因为常常入侵田园庄稼，“薋菉葹以盈室兮，判独离而不服。”屈原在《楚辞》中把它称为恶草，和

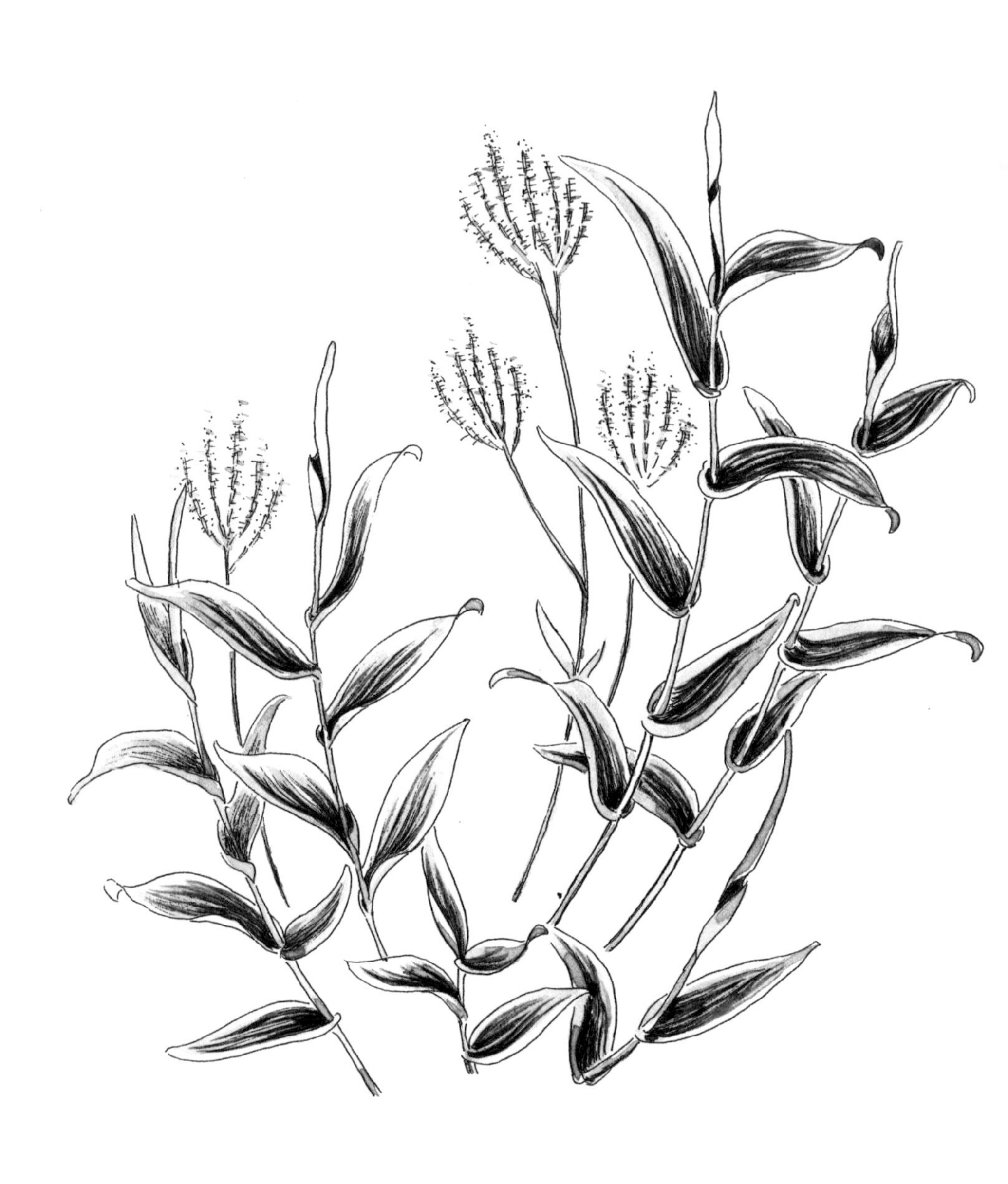

带刺的蒺藜、苍耳归为同类。这对于没有任何坏心肠的荩草来说，实在是有点冤枉。幸好，在《诗经》中它还是一片美好，也算是安慰吧。

诗中的女子采荩草做什么呢？一定是染色。荩草可以染黄色，染出稻谷、玉米、向日葵一样饱满的黄色，染出龙袍、朝霞、夕阳一样高贵的金色。这大约也是王刍一名的来历。《唐本草》最早记载：荩草，叶似竹而细薄，茎亦圆小。荆襄人煮以染黄，色极鲜好。洗疮有效。由此看来，荩草染色是起源于荆楚大地，起源于心灵手巧的荆楚女子。

那一年，计划之外小宝贝突然来临，原本有规律的工作和生活被打乱，在留还是不留的矛盾中，妊娠反应特别剧烈。女友邀我去小住，她家住在枣阳市荩水公园旁。公园不大，站在阳台上就能尽收眼底。公园正中央是一条安静的小河和一座石拱桥。小河两边长满了荩草，把水和堤都映成了绿色，我便拖着笨重的身子日日在这绿色中徜徉。那个时候，小县城的公园还很荒凉，像我这样的闲人更少。偶尔有头发花白衣着朴素的老太太挎着大竹篮来割荩草，匆匆忙忙地来匆匆忙忙地走。我主动搭讪，才知道她们割草是回去喂牲畜，老太太回答的时候埋着头，顾不得看我一眼。记得小时候，牛羊们并不是特别爱吃荩草，偶尔高兴时才会当作零食使劲地捋两口。可见老太太家的牲畜是太饿啦。奇怪的是那些荩草，老太太们走后，还是那么繁茂，生机勃勃的样子，完全没有一点被割过的痕迹。是老太太们前脚走，它们后脚就长出来了？还是老太太们压根就没来过？

百无聊赖的我突发奇想，也去扯了一堆荩草，想试试草木染。母亲生前说过，荩草染色最简单。霜降前采回，清水泡两个时辰，再煮两个时辰，撒一把草木灰，放进原色的织物，最后用食盐定色即可。女友帮忙，我们欣欣然地煮了一大盆绿茵茵的汁液，两个顽皮的大孩子，争着放东西进去。素色的丝巾、素色的衣帽、素色的鞋袜连同心底那些素色的希望全都丢了进去。等待的过程宛如一个五彩缤纷的梦。梦醒了，光芒万丈。丝巾和帽袜的黄是明黄，晚秋银杏叶一样亮丽的黄；棉布的黄是淡黄，成熟芒果一样温润的黄；最美的是两件小宝贝的内衣，嫩黄色，雏菊一样的嫩黄，挂在那里，就是两朵不谙世事的小花，纯净柔和，散发着清丽的草木幽香。神奇的是这些衣物色泽明亮，自然天成，没有重复，每一件都是绝版，独一无二。

一盆柔弱的荩草，把混沌的日子都染亮了。

那天收拾东西准备回家，在朋友家的阳台上，突然看到了惊人的一幕。一位中年男子，在石拱桥上散步，突然翻过栏杆，纵身一跃，像一道闪电，划破平静的天空。很快有人叫来了警察。还好，可能是公园的水太浅，过了一会儿，那个男子晃悠悠地站了起来。在水中，很沮丧的样子。站了很久，才慢慢地朝岸上挪。齐腰的水，很清但很沉重。湿湿的头发上还挂着水草。警察问话的时候，他突然号啕大哭，像狼嚎像狮吼，眼泪雨点一样簌簌地抖落。有人认出了他，说是书院街的张老师。张老师教美术，几年前老婆患癌症去世，上个月母亲又去世。有人说，张老师这段时间一直神志恍惚；还有人说，张老师，这一跳一哭说不定是好事，被惊醒了。回家后过了一个多月，听女友在电话里说，张老师真的醒了。安心画画，带学生。他还画了一幅很大的油画挂在画室，有小桥、流水、草地，还有一只在低空中飞翔的黑色大鸟。用墨最多的是小草，生机勃勃的小草，草甸子一样的小草，把吹来的风都染绿了。画上题字：余生余事。

这世上有很多路，有时候走着走着就断了，像是走到了尽头。其实不然。一把火烧过原野，来年又是一片绿洲。有一位我喜欢的贾姓作家不仅写作，也酷爱书画。在知天命的前两年，他突然说，空闲下来了，就编一本书画集吧，可以给读者汇报一下我的余事，也权当送自己个寿礼。他说的余事自然是指书画，而我当时却听得惊心。

在我的老家，有一座山，叫长山。山下有一个水库，叫杏仁山水库。山上有一座纪念碑，是张自忠英雄纪念碑。1941 年，正值将军牺牲一周年，家乡的父老乡亲们肩挑背扛，主动出力修建了这座纪念碑。纪念碑共用了 95 块大石，这个数字倒过来代表着张自忠长期指挥的 59 军。据说，从那以后，山上山下长满了苊草。特别是杏仁山水库周围和半山腰。因为，杏仁山水库就是当年枣宜会战的主战场，而山腰则是发现将军遗物的“血窝”。为什么只长荩草？老人们说，张自忠，字荩忱啊！老人说得轻声慢语，听来却如惊雷，在耳边回响。

第一次看到荩草的荩字，也有些惊讶。翻字典，解释是这样的，荩通“烬”，指烧剩的柴火，泛指剩余的事物。这样的一个字，用在一株小草身上，怎么看都有点儿重。可大千世界，有什么不重呢，高山流水，花鸟虫鱼不重要吗？万物有灵。一株小草也懂得荷承天意，安抚英魂。

我的小宝贝出生后没多久，突然发湿疹。全身都是。密集的疹子像粟粒，一片一片，在宝宝细嫩的肌肤上漫延。恰逢女友打电话问候。女友说，亏你还是先生呢，别着急，我们宝宝当初也是这样，采绿去。用荩草熬水，清热解毒，洗一洗就好了。我说，那宝宝会不会被染成黄色呀？女友说，炎黄子孙还怕黄。说完，两个人都在电话里笑起来。笑声把酣睡的宝宝也惊得睁开了眼睛。

“终朝采绿，不盈一匊，予发曲局，薄言归沐。”见于《诗经·小雅·采绿》，采绿，即采荩草。

中国蓝

青黛

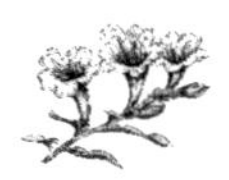

终朝采蓝，不盈一襜，
五日为期，六日不詹。

整个早上去采蓝，兜起前裳盛不满。他说五天就见面，过了六天不回还。

一幅关于思念的画卷，正在春天的原野上慢慢地打开。那个青衣长衫采蓝草的女子，纤纤玉指忙了一天呢，还没采到一兜。要说，兜里也是满的，不过是清风、流云和那个远方的身影。这能怪我吗，谁让你说好的五天回来，六天了还没见影儿。

采蓝。女子失意的时候，最适合去采蓝草。马蓝、木蓝、菘蓝和蓼蓝，遇到什么就采什么。红花的是木蓝，黄花的是菘蓝，淡紫的是马蓝，深紫的是蓼蓝，喜欢什么就采什么。

采回来的蓝草，放进大缸，瓦蓝瓦蓝的水，是纯净的赛里木湖。泡上一天一夜。花朵和叶子是激情与伤痛，扑腾扑腾就软了。

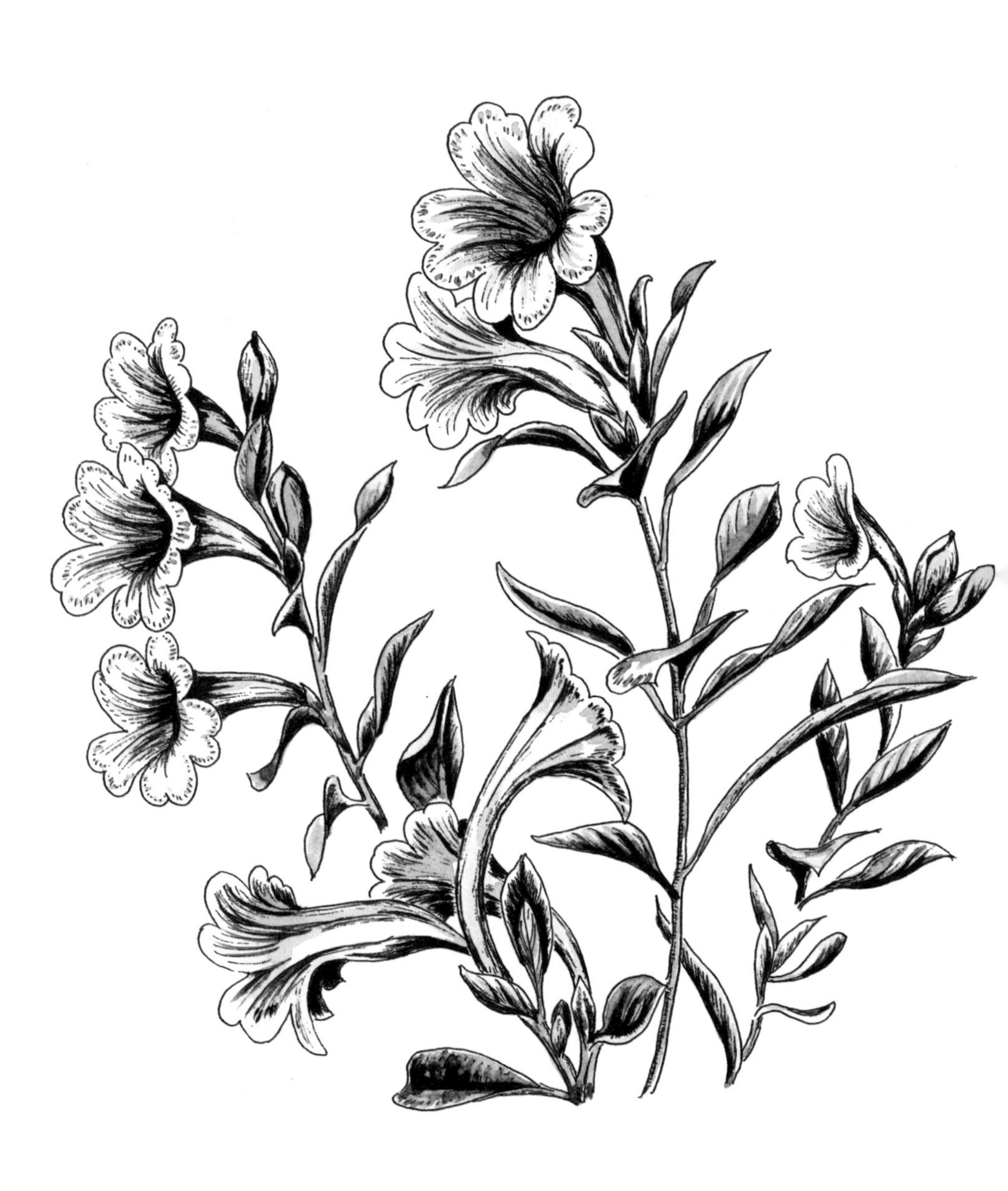

硬硬的枝条是记忆，捞出来，放飞。白色的石灰粉，草一斤，粉一斤。用大木拐使劲搅拌。过去是一场焰火，瞬间灰飞烟灭。咕噜咕噜，大缸在说话，大缸里跑出了一群蓝色的小泡泡，是蓝色的靛花，也是蓝色的精灵。泡泡积成的泡沫越来越多，越来越大，层出不穷。这些蓝色的泡沫，就是那些丢失的幻想、梦想和理想。

安静地把它们捞起来，放在碧绿的芭蕉叶和香芋叶上，晾晒。

这世上，并不是所有的泡沫都会幻灭。靛花就不会。她们在阳光下慢慢变成了蓝色的粉末，极轻极细，蓝中带紫，轻舞飞扬，漂亮而神秘。一切都落到实处，蜕变成一味美丽的中药——青黛。轻轻地装进青花瓷瓶，密封。曾经的爱与恨、失意与得意就此尘封。崭新的人生从青黛开始。

蛾眉青黛。青黛是古代美人们最爱的眉笔。我的奶奶最臭美，八十多岁的时候照镜子，还不忘用枯瘦的食指蘸一点青黛抹在眉上。那是真正的远山眉，看着看着日子就一天天地远去了。青黛点眉眉细长，天宝末年时兴妆。事实上，会远去的不仅是我的奶奶，才华横溢的卓文君会老，用长蛾眉迷倒隋炀帝的吴绛仙会老，每天为妻子画眉的好男人张敞也一样老去。无情的时光谁也留不住，能留下的只是这一抹青黛，一抹远山一样的哀愁。

母亲极会过日子。她最会草木染。栀子染橙、荩草染黄、青黛染蓝，漫山遍野的根、茎、叶、皮和花果都是她的染坊。自己纺的纯棉白粗布，最适合草木浸润。如雪的棉布，经巧手妙织，又在草汁中浸染，最后由阳光晒暖而着色固定。这样的布有着花草和时光的记忆，还有爱和温暖的记忆。粗布厚厚的，特别有质感。经母亲染色后，穿在身上，像秋日沉淀的沙床，正午温厚的河水，宁静、温暖。曾经有一条母亲草木染的蓝色长裙，穿上后清凉、神秘而美丽，像所有的小草都在身体里复活，美妙的气息开出各色的花朵。齐踝长裙一年年穿成超短裙，我从童年走到青年，都不舍得扔掉。荀子在几千年前说，青，取之于蓝，而青于蓝。年少时，他是不是也穿过这样清澈的蓝衫?

看姐姐画国画。她用花青颜料涂叶子，墨绿、苍绿、正绿、中绿、亮草绿、黄绿、青绿、嫩绿、藤黄……想要什么颜色就调成什么颜色，想有多美就有多美。你能想到，这种叫作花青的颜料也是青黛所配吗？是的，它们也是青黛。我总是忍不住地去蘸一手花青涂在鼻子上、额上、脸上甚至舌尖上，咸、寒、涩，如海水，一波一波地，舌尖也变成了黛色。哦，青黛，这世上太多美好的事物，都与蓝有关。

我教女儿配玉黛散。如玉般的青花瓷碗里，左边是白色透明的枯矾，来自矿石的精华；右边是清香辛凉的冰片，樟科植物的精灵；中间是一点点橘红色的雄黄，白娘子最怕的雄黄；最后加青黛，深蓝色迷人的青黛，慢慢地放，边放边拌，察言观色，看着它们的灵魂渐渐融为一体。深蓝色慢慢变成藏青色，樟脑和草木的香味开始一股脑儿地往外蹿时，这一钵玉黛散就好啦。它是鲜活的，也是宁静的，古老的。

玉黛散，清热解毒、祛湿止痒、凉血消斑。专门对付疮、癣、湿疹、中耳炎这些会流水的疾病。

哦，青黛，每一次用玉黛散，我便会习惯性地喊一声，它会欢喜地跳起来，用先秦女子的优美回应。

从一出生，我的右手腕处就有一块碗底大小的蓝色胎记，像一枚印章，上帝吻过的痕迹。奶奶说，你这个小鬼最调皮，赖在肚子里不想出来，阎王爷使劲一拍，就留下了这个记号。我不信。曾经，我特别不喜欢这个胎记，感觉它像一个阴影，奇怪地跟着自己，提醒着我的怪异，我的与众不同。我企图掩饰。一次一次地冲洗，用各种各样的洗涤剂揉搓，我戴手表、戴精致的手链和手镯来掩盖。直到中年，历尽沧桑之后，我才明白，它和我一样，是独特的，是这个世界上独一无二的，是和我同呼吸共命运的所在。我开始接纳它，正视它。这一正视，竟然发现了它的美。雨过天青云开处，者般颜色做将来。原来，它是镶嵌在我体肤上的一片蓝色的天空，一泓幽静的湖泊，一个神秘的星座，一方纯粹的“中国蓝”。也许，正是因为有了它的存在，我的人生才会如此丰润、优美，宁静、深远和辽阔。

风正在吹过山冈，把鸟鸣带向远方。这世上的女子，谁不爱蓝色呢。据说，从前瑶族的女子和男子定亲后，就开始种植棉花和蓝草。男子来采棉，女子便开始纺线、织布、粘膏、靛染、漂洗、描图、刺绣、织锦……这是一个复杂而辛苦的过程，却是一个女子一生最向往的事情。沧海月明珠有泪，蓝田日暖玉生烟。就像那个终朝采蓝的女子，哪怕“不盈一襜”，也还是愿意的。

附

“终朝采蓝，不盈一襜，五日为期，六日不詹。”见于《诗经·小雅·采绿》，蓝即马蓝、木蓝、菘蓝和蓼蓝等植物。

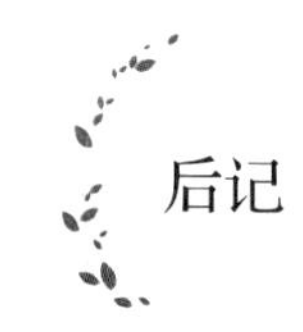

后记

在确定写此书之后，很久，我都不敢动笔。一是因为爱，二是因为敬畏。《诗经》是“思无邪”，是文化河流的渊源，本草“以草为本”，是大地之上的花朵。它们都是自然之子，是日月天地的精华和灵魂，也是我的最爱。在我心里，《诗经》里的本草，因为诗的浸润和渲染，已然成为本草里的精英，成为本草里的《诗经》。唯恐笔力不够，无法写出它们的智慧和神韵。

在很长一段时间里，我白天去阅读花草树木，夜晚在灯下读《诗经》《古诗源》。阳光下阅读自然，月光下修炼灵魂。当确定自己可以将白天和黑夜紧密地连接，融为一体的时候，我才开始一口气地写作。写作的过程是宁静、自然、和谐和优美的。有风从四面八方吹来，卫风、王风、郑风、唐风……这些古老的风带着我奔向荒野，攀上山巅，徜徉溪畔，驻足林间，远离喧嚣和俗世，全身心地投入大自然的怀抱。《诗经》里的本草，是大地种植的精灵，也是大地种出的诗歌，既带着黑土地的体温和质地，也带着天空的明净和苍茫。它们是天地之间的澄明和清澈。它们是会飞的鸟儿，是未被驯服的灵气和野性。收割它们的除了寒霜、朔风，就是诗人和医者。诗人让它们飞翔，医者慎重地端起，让它们像溪水一样流过疲惫的身体，再归还于大地。我曾一度看见了那些美丽的本草正在新生，正以新的姿态，新的灵性一一展现；我看见了它们脉络里的微茫，它们的性灵和宇宙、天堂相通的路径；我看到了它们的芬芳和气息正在穿越那些需要它们的灵魂和身体；我看见了这个世界上每一个微小生命里的庄严和价值……这一切，我相信有缘看到这本书的读者朋友们，你们也将会在书中一一看到。

在这里，我要隆重而真诚地感谢两位朋友。一是本书的编辑马勤。三年前，是马勤在茫茫的网络中把我捞出，才有了《遇见最美的本草》。该书出版后，是她无数次不厌其烦地推送，又有了那么多的读者和始料不及的奖项。后来，也是她第一个提议，让我书写《遇见最美的本草》第二部“《诗经》里的本草”，我们一拍即合。这缘于她独特的编辑眼光和一贯的文学情怀。令我惊讶的是，她在辛劳地为我们作嫁衣的同时，也正在辛苦地孕育一个小生命。当我的手稿交付之际，她的小生命也呱呱坠地，这真是无与伦比的喜悦和幸福。感谢马勤，也感谢这个美丽的小宝贝。

要感谢的第二位，便是本书的插画作者洞箫老师。一直记得那个阳光灿烂的下午，当洞箫老师发来他耗时两年的画作时，所有的朋友和编辑都大呼“惊艳”。而我呢，觉得它们简直不是画儿，而是在《诗经》里喂着，养着，然后牵出来的一缕一缕的诗魂。陡然间想到了一句话：人生可能很复杂，爱却很简单。是的，只有心中有大爱，有善意，有纯粹自然和高尚情感的人，才能画出这样清新、淡雅、精致、细腻、纯美无雕琢的花朵和植物。说实话，最初答应洞箫老师做插画，心里其实很有些顾虑。因为洞箫老师毕竟不是一位专业画家，之前只知道他从事企业管理，会写散文，做过工艺美术设计。为了插画，洞箫老师重拾儿时梦幻，买回各种各样的画笔和颜料，从最初的临摹、积淀到后来的构图、造型、着色，一笔一画，一点一滴都精益求精，力求简洁和隽永。为了搜寻灵感，他不仅随身携带相机，到处寻找野生植物，还和我一样熟读《诗经》和本草的有关书籍，且坚持做每篇文章的第一个读者，给我提出了很多中肯的建议。可以说，这本书，洞箫老师比我付出的更多，也更辛苦。这些画儿，不仅是插图，更是本书的元气。有了它们，才有了这本书的绘声绘色和山长水远。感谢这些美丽的本草插图，感谢辛勤付出的洞箫老师。

最后，还是感谢，感谢那些为这本书的付梓而帮助过我的师友们，因为太多，我就不再一一提及。但是，大家的付出我将永远铭记。我相信，内心持久地充满感谢，是人生中不可或缺的幸福。